U0197339

生殖显微外科医师实用手册

Microsurgery for Fertility Specialists: A Practical Text

原　　著　Jay I. Sandlow

主　　译　辛钟成　郭应禄

译　　者　（按姓名汉语拼音排序）

白文佩　陈　亮　崔万寿　方　冬

高　冰　郭应禄　金　哲　雷洪恩

李广永　李辉喜　刘　涛　吕金星

彭　靖　宋卫东　田文杰　王　林

吴小军　吴意光　辛钟成　徐　阳

许永德　袁亦铭　张　婧　张志超

郑　卫　周　峰　朱一辰

主译助理　袁亦铭

北京大学医学出版社

SHENGZHI XIANWEI WAIKE YISHI SHIYONG SHOUCE

图书在版编目（CIP）数据

生殖显微外科医师实用手册/（美）桑德洛（Sandlow, J. L.）著；
辛钟成，郭应禄译.—北京：北京大学医学出版社，2015.8
书名原文：Microsurgery for fertility specialists : A practical text
ISBN 978-7-5659-1059-3

Ⅰ.①男… Ⅱ.①桑…②辛…③郭… Ⅲ.①男性不育—显微外科学
—手册 Ⅳ.①R698-62②R616.2-62

中国版本图书馆CIP数据核字(2015)第051163号

北京市版权局著作权合同登记号：图字：01-2015-0164

Translation from English language edition:
Microsurgery for Fertility Specialists
by Jay I. Sandlow
Copyright © 2013 Springer New York
Springer New York is a part of Springer Science+Business Media
All Rights Reserved

Simplified Chinese translation copyright © 2015 by Peking University Medical Press
All Rights Reserved.

生殖显微外科医师实用手册

主　　译：辛钟成　郭应禄
出版发行：北京大学医学出版社
地　　址：（100191）北京市海淀区学院路38号　北京大学医学部院内
电　　话：发行部 010-82802230；图书邮购 010-82802495
网　　址：http://www.pumpress.com.cn
E-mail：booksale@bjmu.edu.cn
印　　刷：中煤涿州制图印刷厂北京分厂
经　　销：新华书店
责任编辑：张凌凌　阳耀林　　责任校对：金彤文　　责任印制：李　啸
开　　本：710 mm×1000 mm　1/16　　印张：13　　字数：257千字
版　　次：2015年8月第1版　2015年8月第1次印刷
书　　号：ISBN 978-7-5659-1059-3
定　　价：95.00 元
版权所有，违者必究
（凡属质量问题请与本社发行部联系退换）

译者前言

　　生殖显微外科技术是近二十年来生殖医学临床进展的重要方面，尤其在男性生殖方面，更是不可或缺的重要技术。近十年来，我国生殖显微男科技术也取得了长足发展。北京大学第一医院男科中心自2006年开展显微外科手术以来，跟踪国际男科显微外科手术技术前沿，摸索手术方法，完善手术技术，开展了多种显微外科手术，包括精索静脉结扎术、输精管附睾吻合术、输精管吻合术、睾丸取精术等，积累数千例临床手术的经验，建立起了国内最大的生殖显微外科手术技术平台和培养基地，并为全国28个直辖市、省、自治区培养数百名专科医生，极大地提高了全国各地泌尿男科显微外科手术的水平，有力地推动了我国显微外科技术的发展。

　　《生殖显微外科医师实用手册》一书从显微外科手术技术入门开始，全面介绍了目前技术已经成熟的多种生殖显微外科手术，不仅涉及男性生殖疾病（无精症、精索静脉曲张等），还有女性输卵管梗阻，甚至阴茎创伤后的显微外科修复，可谓内容全面、叙述翔实。为此，我们组织了国内相关的生殖显微外科专家进行了专业翻译，力求忠实原著，并经数度审校，才得以出版。

　　希望本书能够成为生殖显微外科专科医生的工具书籍，帮助大家更好地开展生殖显微外科手术！

郭应禄

2015年6月

原著前言

  《生殖显微外科医师实用手册》作为生殖医学专科医师的一本参考用书，将会在书中为大家介绍显微外科手术的基本知识、手术适应证和不同的手术技术，尤其面向男科的显微外科医师。近年来，伴随着手术放大镜衍变成先进的手术显微镜，生殖显微外科学取得了长足发展。尽管辅助生殖技术发展迅速，尤其是精子卵浆内注射技术在临床的广泛使用，一些生殖显微外科手术已经处于辅助生殖技术的从属地位，但是还是有很多生殖显微外科的专家，一如既往地在为患者恢复生育能力和性功能而不懈努力。本书将为生殖显微外科医师介绍详细的相关手术步骤，从输精管再通，到精子获取、生殖管道吻合重建等，甚至包括阴茎重建手术。更重要的一点，我们希望这本书可以帮助新一代的生殖显微外科医师更快成长。这当然也是我们编者义不容辞的责任之所在。每一个章节都由一位低年资医生和高年资专家共同撰写，目的就是能让更多的低年资医生能够获得更多的有价值的知识和经验，所以很多章节更适合住院医师和规范化培训的专科医师，因为他们的发展决定着我们生殖外科的未来。另外，显微外科技术在不育症范畴之外的应用情况，本书亦有提及。

  《生殖显微外科医师实用手册》将提供给初级专业医生不育症手术的基础知识，以便他们在这个领域能够准备得更好，而对于那些已经具备一定能力的医师，可以更好地利用这些知识完善手术技术，当然也能更好地促进他们的教学能力。

Jay I. Sandlow

Milwaukee, WI, USA

原著致谢

致我的妻子（布里奇特）和我的女儿们（萨曼莎、杰奎琳及瑞秋）：感谢你们的耐心和理解，让我铭记生命之所重。

在此，我将感谢为书稿完成提供帮助的所有参与者，当然还有那些在我的职业生涯中伸出援手的朋友。正是各位作者的鼎力相助，才使此书的出版成为可能。Springer出版社的策划编辑Maureen Alexander女士，为这本书组织编写提供了巨大的帮助。最后，也要感谢我的行政助理Cindy Ziebell女士，她也为此书极尽全力，从头至尾不厌其烦地收集稿件、排版等。

我也要感谢所有为我职业生涯提供帮助、授理解惑之人。首先是我的父亲，Les Sandlow博士，他从医数十载，成就卓越，我从他那里继承了坚强的求学之志。其次是我的前任主任，Richard Williams博士，我从他那里获益良多，没有他的扶持，岂能有我的成就。我还有很多的良师益友，在男性不育症临床和基础研究方面，给我提供了很大的帮助，对于他们的引领和智慧，钦佩的同时，亦不胜感激！

原著者名单

Karen Baker, MD Center for Male Fertility, Glickman Urological and Kidney Institute, Cleveland Clinic, Cleveland, OH, USA

Joshua A. Bodie, MD Department of Urology, University of Minnesota Medical Center, Minneapolis, MN, USA

Jamin V. Brahmbhatt, MD Department of Urology, University of Tennessee Health Science Center, Memphis, TN, USA

Robert E. Brannigan, MD Department of Urology, Feinberg School of Medicine, Northwestern University, Chicago, IL, USA

Arthur L. Burnett, MD Department of Urology, The Johns Hopkins Hospital, Baltimore, MD, USA

Tommaso Falcone, MD Ob/Gyn and Women's Health Institute, Cleveland Clinic, Cleveland, OH, USA

Jeffrey M. Goldberg, MD Department of Obstetrics and Gynecology, Cleveland Clinic, Cleveland, OH, USA

Marc Goldstein, MD Department of Urology, Center for Male Reproductive Medicine and Microsurgery, Weill Cornell Medical College, Cornell University, New York, NY, USA

Ethan Grober, MD, MEd Division of Urology, Mount Sinai and Women's College Hospital, University of Toronto, Toronto, ON, Canada

Ahmet Gudeloglu, MD Department of Urology, Winter Haven Hospital and University of Florida, Winter Haven, FL, USA

Michael A.S. Jewett, MD, FRCSC FACS Division of Urology, Departments of Surgery and Surgical Oncology, Princess Margaret Hospital and the University Health Network, University of Toronto, Toronto, ON, Canada

Peter N. Kolettis, MD Department of Surgery/Urology, University of Alabama-Birmingham, Birmingham, AL, USA

Philip S. Li, MD Department of Urology, Center for Male Reproductive Medicine and Microsurgery, Weill Cornell Medical College, Cornell University, New York, NY, USA

Akanksha Mehta, MD Department of Urology, Weill Cornell Medical College, Cornell University, New York, NY, USA

Ajay K. Nangia, MBBS Department of Urology, University of Kansas Medical Center, Kansas City, KS, USA

Sijo J. Parekattil, MD Department of Urology, Winter Haven Hospital and University of Florida, Winter Haven, FL, USA

Ranjith Ramasamy, MD Department of Urology, Center for Male Reproductive Medicine and Microsurgery, Weill Cornell Medical College, Cornell University, New York, NY, USA

Kalen Rimar, BA, BS Department of Urology, Feinberg School of Medicine, Northwestern University, Chicago, IL, USA

Jeffrey Lee Rosenblum, MD The Rosenblum Center for Urologic Care, Exton, PA, USA

Edmund Sabanegh Jr, MD Center for Male Fertility, Glickman Urological and Kidney Institute, Cleveland Clinic, Cleveland, OH, USA

Jay I. Sandlow, MD Department of Urology, Medical College of Wisconsin, Milwaukee, WI, USA

Peter N. Schlegel, MD Department of Urology, Weill Cornell Medical College, New York Presbyterian Hospital, Weill Cornell Medical Center, New York, NY, USA

Anand Shridharani, MD Department of Urology, Medical College of Wisconsin, Milwaukee, WI, USA

James F. Smith, MD, MS Department of Urology, Obstetrics, Gynecology, and Reproductive Sciences, UCSF, San Francisco, CA, USA

Oleksandr Stakhovskyi, MD Division of Urology, Departments of Surgery and Surgical Oncology, Princess Margaret Hospital and the University Health Network, University of Toronto, Toronto, ON, Canada

Landon Trost, MD Department of Urology, The Mayo Clinic, Rochester, MN, USA

目　录

第一章　男性不育症显微外科培训

Philip S. Li · Ranjith Ramasamy · Marc Goldstein

译者按　对于从事男性不育症诊治的男科医生而言，显微外科手术是一项行之有效的治疗手段。为此，了解和熟练生殖显微外科手术技术，是一个生殖外科医生的必修课。我们不仅要熟悉手术显微镜、显微手术器械，还应该在开展此类手术前，通过实验室显微手术技能训练获得初步的显微手术技能；而技术的完善与成熟还是应该通过大量的临床实践以获得，并最终使这项技术更加标准而简单，能够更容易地让更多的医生掌握。

摘要　显微外科手术培训对于泌尿外科医生和专门从事男性不育症治疗的临床男科医生非常重要[1-2]。像"纯微血管"、整形和其他显微重建手术一样，男性不育的显微手术在技术上和心理上是极具挑战性的。大多数男性不育显微手术都在 10~25 倍放大倍率下操作。在手术显微镜下，任何细微动作都会被放大 15~40 倍。与其他外科手术相比，显微外科手术结果更加依赖于手术室中的技术表现。因此成功的男性不育症显微手术特别依赖于显微外科实验室练习和培训的质量和程度[3-4]。双手和手指的协调性、灵活性和稳定性可以在实验室中通过大量练习而得到提高。本章的目的就是介绍在不同放大倍率下操作显微外科器械、针和进行缝合的基本男性不育症显微外科技术。男性不育症显微外科手术应该在实验室中学习，而不是在患者身上。

关键词　男性；不育症；显微手术；培训；泌尿外科

引言

显微外科手术培训对于泌尿外科医生和专门从事男性不育症治疗的临床男科医生非常重要[1-2]。像"纯微血管"、整形和其他显微重建手术一样，男性不育的显微手

P. S. Li , M.D. (✉) • R. Ramasamy , M.D. • M. Goldstein , M.D.
Department of Urology , Center for Male Reproductive Medicine and Microsurgery,
Weill Cornell Medical College, Cornell University , 525 East 68th Street ,
Box 269 , New York , NY 10065 , USA
e-mail: psli@med.cornell.edu

J.I. Sandlow (ed.), *Microsurgery for Fertility Specialists: A Practical Text*,
DOI 10.1007/978-1-4614-4196-0_1, © Springer Science+Business Media New York 2013

术在技术上和心理上是极具挑战性的外科手术。大多数男性不育显微手术都在 10~25 倍放大倍率下操作。在手术显微镜下，任何细微动作都会被放大 15~40 倍。与其他外科手术相比，显微外科手术更加依赖于手术室中的技术表现。因此成功的男性不育症显微手术特别依赖于显微外科实验室练习和培训的质量和程度[3-4]。双手和手指的协调性、灵活性和稳定性可以在实验室中通过大量练习而得到提高。本章的目的就是介绍在不同放大倍率下操作显微外科器械、针和进行缝合的基本男性不育症显微外科技术。男性不育症显微外科手术应该在实验室中学习，而不是在患者身上。

泌尿外科住院医师的外科教学通常是基于"看一个，做一个，教一个"的学徒模式。如果受训者对于外科手术具备一定经验，这个教学方法效果会很好。但是，泌尿外科应用光学设备的显微外科手术和应用微创技术的腹腔镜或机器人手术要求术者具备更多的技能，并不是因为这些手术比传统手术更复杂，而是因为这些手术用到的方法大多数受训者之前从未接触过，比如空间知觉的改变。此外，对于显微手术而言，手术的模式截然不同，即使是缝合这样的常规操作也要求双手和手指不同肌肉的运用以及特定的人体工程学考虑。鉴于获得这些专门的手术技能需要进行额外的培训，在美国建立培训住院医师显微手术的实验室是非常重要的。

显微外科培训的基本设备和材料

1. 手术显微镜　现在市面上有很多种显微镜适合实验室或手术室应用。一台好的显微镜照明明亮，对焦、缩放平滑，以及操作简便。手术显微镜的基本构成包括物镜、目镜、双目镜管和支持放大倍率变换的镜体。物镜决定焦距长度或操作距离。

男性不育显微手术通常用 200mm 的物镜，也就是在距离物镜 200mm 的手术区域聚焦。设定正确的焦距或工作距离非常重要。如果距离手术区域过近，就可能造成设备污染或难以操作；而设定工作距离过远会造成背部肌肉牵拉。尽管放大倍率有多种选择（10×、12.5×、15× 和 20×），但是高倍率会导致视野变小。因此，男性不育显微手术常用 10× 和 12.5×。显微外科医生应该熟悉他们的手术显微镜并创造一个舒适的工作环境。

在我们的显微外科实验室，显微手术培训使用的是具有电动变焦对焦功能的 Zeiss OPMI/S3 和 Zeiss OPMICs/S4 外科显微镜系统（图 1.1a 和图 1.1b）和手动对焦的 Zeiss OPMI-1 双目显微镜（图 1.1c）。

2. 显微手术台　工作台应该坚固稳定，高度约为 76.2cm（30 英寸），能够使操作者的双膝舒适地放置在桌下（图 1.1d）。工作范围至少为长 76.2~88.9cm（30~35 英寸），宽 60.96cm（24 英寸），提供充足的操作空间。

3. 显微外科器械　实际上泌尿外科显微手术需要的器械并不多（图 1.2）。

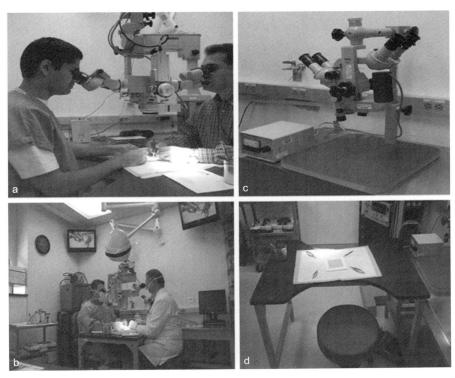

图1.1　用来进行男性不育显微外科培训的Zeiss OPMI/S3/S4电动变焦对焦外科显微镜系统（a，b）和Zeiss OPMI-1手动变焦对焦双目显微镜（c）。显微手术工作台（d）

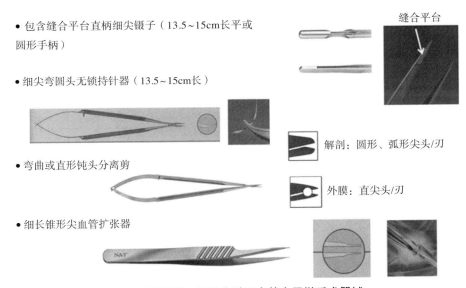

- 包含缝合平台直柄细尖镊子（13.5~15cm长平或圆形手柄）

缝合平台

- 细尖弯圆头无锁持针器（13.5~15cm长）

解剖：圆形、弧形尖头/刃

- 弯曲或直形钝头分离剪

外膜：直尖头/刃

- 细长锥形尖血管扩张器

图1.2　男性不育显微外科手术基本显微手术器械。

基本显微外科器械包括：

（1）直柄细尖镊子（所罗门镊子）包含或不包含缝合平台（10cm～13.5cm长平或圆形手柄）。

（2）细尖弯圆头无锁持针器（13.5cm或15cm长）。

（3）弯曲钝头分离剪。

（4）锋利虹膜剪。

（5）细长锥形头血管扩张器。

（6）带双血管夹的小型直柄吻合器（ASSI，#ST-ATCC-22）或输精管吻合术用Goldstein Microspike 吻合器（图1.3）。

（7）连接显微外科双极电凝的尖头镊。

Goldstein微端吻合夹

• 固定输精管及其断端以防滑动

• 双方向折叠以利近端吻合

• 可调且能够在任何位置固定

• 使吻合更方便

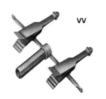

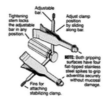
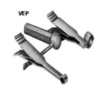

图1.3　Goldstein Microspike吻合器

4.非显微外科专用器械和显微缝合材料

（1）小动物外科手术用基本器械（如小持针器、小平头镊、有齿镊、缝合剪、弯曲或钝头分离剪和施夹器）。

（2）手术操作台，35cm×35cm

（3）显微缝合（Sharpoint 实验室套装／未灭菌双头或单头10-0缝合线 #AK-0100,#AK-0101），显微缝合练习卡（Sharpoint #AK-9000），软硅胶管（图1.4）。

（4）固定用胶带。

（5）10ml 冲洗用注射器（肝素或生理盐水），连接27 1/2 G 圆针头。

（6）背景材料：深蓝色是最好的背景颜色。

（7）硅胶管或输精管片段。

（8）解痉药如1%或2%盐酸利多卡因（20mg/ml）、肝素化罂粟碱（100～150

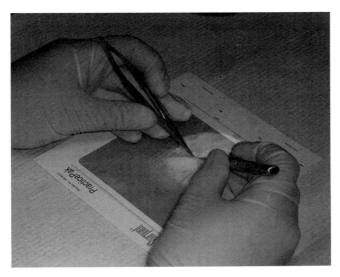

图1.4　Sharpoint缝合练习卡。（转载已获得Angiotech Pharmaceuticals Inc.许可）© 2012 Angiotech Pharmaceuticals, Inc

单位 /ml）、乳酸林格液（ringer lactate solution）或生理盐水。

　　5. 显微外科器械的保养　显微手术器械良好的性能需要恰当的保养。使用损坏的器械会使初学者感到艰难和沮丧，即使对于经验丰富的显微外科医生也是如此[5]。在不使用的时候，应该将器械放在专用的盒子里，并用硅胶管或塑料帽将器械尖锐的头部保护起来（图 1.5）。同时拿取多个器械会增加头部受损的概率。每一个器械

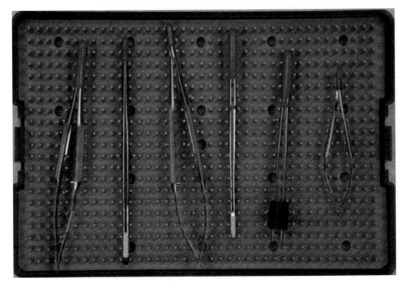

图1.5　显微外科器械应放于显微外科器械专用盒子里，并用塑料帽加以保护

在使用前都应在显微镜下仔细检查并及时修理。简单的维修可用阿肯色白石、砂纸或指甲锉打磨器械头部。显微手术器械经常在清洗时受损，所以在清洗时必须加倍小心。在接触溶血酶溶液如 Haemo-Sol（Haemo-Sol, Inc., Baltimore, MD）后，器械应立即浸泡并清洗。浸泡后，用自来水彻底冲洗并在纸巾上晾干。在保存前必须彻底晾干。包裹器械头部不仅是为了保护锋利的尖端，也是为了防止器械互相接触而产生磁性。

显微外科培训的基本准备工作

学习男性不育显微手术需要大量的练习和耐心。在临床实践前通过实验室培训可以掌握显微镜调节、器械操作和打结等基本技能。以下建议可能对日常实验室培训有所帮助：

1. 建立灵活但是充足的练习时间　作为住院医师、研究人员或外科医生，时间是非常宝贵和有限的。但是，练习时间最少也要保证每周 2 次，每次 1~2 小时，直到完全掌握基本技术。

2. 精神压力最小化　练习前一晚保证充足睡眠。

3. 掌握显微手术技术不是一天就能做到的　这个过程包括许多复杂的步骤，每一步都要注意和集中精力。遭受挫折是正常的，特别是在刚开始培训的一周，但是不要气馁。

4. 找到舒适的坐姿并且清除外界干扰　你的双臂需要在肘部弯曲 90°。你的手腕和手放松地放置在身体前方。用支撑物、毛巾或泡沫样柔软的材料支撑你的手和前臂。调整你的位置使你能够方便地操作手术显微镜。

5. 使用适合的放大倍率并获得最好的照明　高倍率只有在准备输精管或附睾管断端和从输精管或附睾管腔内穿针的时候用到。低倍率用在分离组织和将针放在持针器正确位置的时候。外科结最好在低倍率下打结。

学习使用手术显微镜

不管你使用的是哪种手术显微镜，在学习显微手术之前你都应该彻底了解它。

1. 调节座位高度直到获得舒适坐姿　座位过高或过低都会造成头颈酸痛。颈部伸直，眼睛向前平视，垂直于脊柱。

2. 调节目镜间距直到两个视野融合

3. 最大化光源使整个手术区域获得足够的照明　但要遵循显微镜使用说明，并根据自己的感觉调节光源与组织的距离，避免烧伤。

4.选择合适的焦距或工作距离　200mm是男性不育显微手术的最理想工作距离。

5.最高放大倍率下使目镜对焦　将目镜由"0"开始调节，直到双眼均获得清晰成像。在最高放大倍率下对焦要保证在各低倍率下也清晰。

学习操作显微外科器械

1.握持器械　虽然很多外科医生都有他们自己握持镊子和持针器的方法，我们推荐使用持笔式将器械放置在示指和拇指之间（图1.6）。

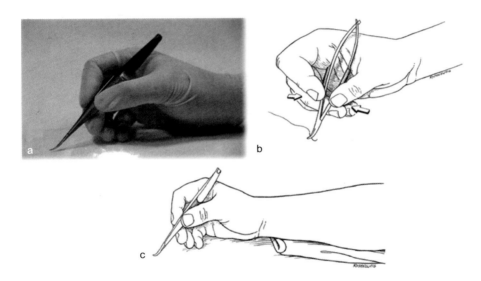

图1.6　演示持笔式（a）握持持针器。持针器尖部与桌面平行并与针呈30°角。用拇指与示指轻压持针器使尖端夹住缝合针（b）。为了控制手与手指抖动，可以将折叠的手术巾垫在手和前臂下方（c）

　　大多数显微手术技术，包括缝合和打结，只需要手指做细微的动作。手的其他部分要保持绝对静止。拇指、示指与中指必须要相互精准地配合。此外，手的重量必须要放置在它的底部来保持稳定。拇指和示指必须要握住器械让它的重量经过中指传递到下面的工作台。持针或剪线由拇指和示指的微小动作精确控制（图1.6b）。

　　2.控制手的抖动　没有适合的手部支撑，即使是经验丰富的外科医生想要协调手和器械的活动而避免抖动也是非常困难的。因此，显微操作时手指间要相互配合。我们倾向于使用折叠的手术巾来支撑手和前臂（图1.6c）。

3. "轻触" 如果抓得太紧，显微手术的针和线很容易损坏。轻柔温和的接触需要用最小的手部力量精确地控制器械。一个好的显微外科医生的特点就是他在手术过程中有保持缝合针的初始状况的能力。一旦针被持针器的尖头夹住，用镊子的尖端轻轻接触缝合针就可以导致针体角度改变（图 1.7a）。最好保持针稳定的方法就是夹住针尖后大约 1/2 或 2/3 的位置。如果抓得太靠近尾部（图 1.7b）或头部（图 1.7c）可能造成针的晃动。将针尖保持在正确的方向需要练习。

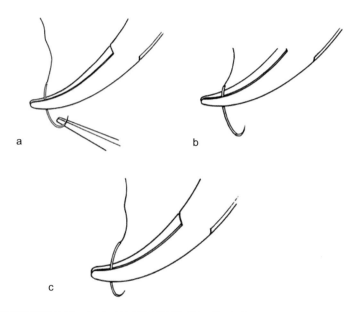

图1.7 学习如何控制缝合针，和如何用持针器和镊子将针放置在适当位置。用镊子的头部调整针在持针器内的位置（a）。离缝合线端过近（b）或离针头过近（c）会使针不稳定

4. 正手或反手 缝合针如何装在持针器上取决于进针方向。对于右手操作的外科医生来说，进针方向由右向左或向医生方向需要将针装在正手位置（图 1.8a）。进针方向由左向右或远离医生方向需要将针装在反手位置（图 1.8b）。大多数显微外科医生用正手法更容易控制针。除非双手通用，否则正手和反手持针的学习都是很重要的。每个人都必须学会在不同方向旋转进针。

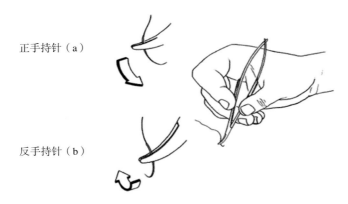

正手持针（a）

反手持针（b）

图1.8　正手持针（a）和反手持针（b）缝合只需要手指轻微的旋转动作

显微缝合的准备

现在，我们实验室只用 10-0 的显微缝合线做男性不育显微吻合输精管和附睾管。不同的吻合方式有许多不同形状的针可以选择。我们一般使用未灭菌的 10-0 实验室套装（图 1.9），100μm，不吸收黑色双针尼龙线（Sharpoint #AK-0101）或单针线（Sharpoint #AK-0100）。动物研究表明尼龙显微缝合线可能比聚丙烯缝合线反应性低 [6]。

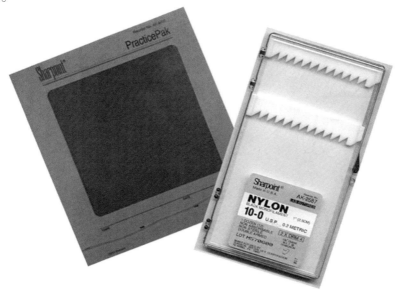

图1.9　Sharpoint实验室缝合练习卡和10-0显微缝合线。（转载已获得Angiotech Pharmaceuticals Inc.许可）© 2012 Angiotech Pharmaceuticals, Inc

准备显微缝合练习卡

将缝合线穿过组织——一张简单且有效的练习外科显微缝合手术的练习卡（如 SharpointLatex card, #AK-9000 ）。

在练习卡上用外科手术刀切开一个小口，进针前想象其进针点和出针点是非常重要的。需保持缝针在两倍厚组织处与组织垂直进针。手术镊协助缝合针缝合组织（图 1.10a ）。在低倍放大镜下，缝合针从左侧组织内侧垂直组织面出针，出针点与右侧进针点水平平行（图 1.10b ）。手的移动需配合缝针的弧度（图 1.10c ）。绝对不可使缝合线做简单的直拉式缝合。简而言之，直拉式缝合会导致缝合针弯曲，使缝合针孔变大从而导致组织边缘变得脆弱。持针钳使缝合针缝合时保持出入针口平行，从而保证组织自然对合。在缝合线剩余 1~2cm 长时停止缝合，在打好手术结之前，将多余的缝合线剪掉（图 1.10d ）。

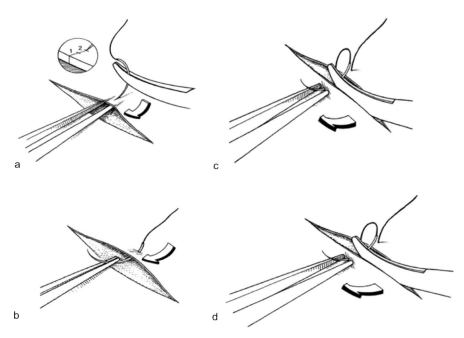

图1.10　保持缝针在两倍厚组织处与组织垂直进针。手术镊协助缝合针缝合组织（a）。将针顺其弧度缓慢拔出（b）。手的移动需配合缝针的弧度（c, d）

学习打显微手术外科结

由于在单一的男性不育症手术中需要打较多的显微外科结，因此如何保证显微外科结的安全性至关重要。事实上，在该手术中打外科结的时间可能占用整个组织吻合时间的70%。因此，对于外科医生来说，在外科手术显微镜下准确而迅速地打好外科结对男性不育症显微外科手术有极大的促进作用。在男性不育症显微外科手术中，输精管腔径的差异、肌肉壁的厚度和输精管弹力蛋白含量的不同使显微外科手术结的选择更加专业化[7-9]。应当通过大量的实验室显微外科手术结练习，使显微外科结技术运用得更加出色。

熟练的显微手术缝合技术可以有效地缩短手术时间，更有利于患者和外科医师。打结方法是首先打外科结再辅以2~3个单结（图1.11）：

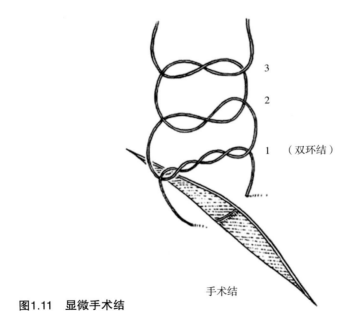

图1.11 显微手术结

（1）打双环并收起缝合线尾部：当缝合线从组织的右边穿到左边，右边组织进针口外缝合线长度应留取1~2cm长，左侧组织出针口外留取缝合线长度约3~4cm（图1.12a），用手术镊夹持。缝合线以顺时针旋转缠绕在持针钳上（图1.12b）。所打线环应足够大以容纳持针器，缝合线要足够长以免其从持针器上脱落（图1.12c）。缠绕两圈后，手术镊尖部贴住持针器固定缝合线，以避免缠绕在持针器上的线圈滑脱（图1.12d）。用持针器夹住缝合线头（图1.13a）。如果缝合线粘到组织

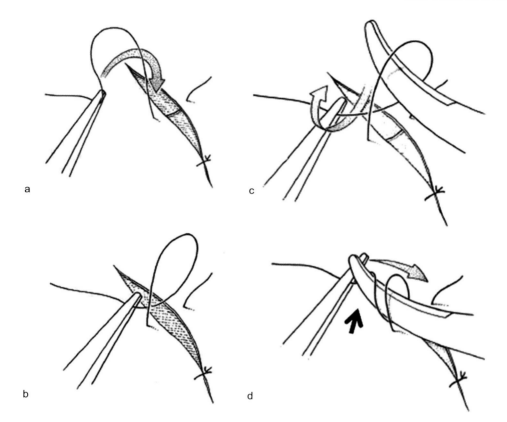

图1.12 在显微镜下，缝合线尾端留取足够的长度用来打双环结。手术镊尖部夹住缝合线顺时针方向打单环（a），另一侧线头穿过线环（b），打单环（c），持针器顺时针环绕手术镊所夹的线环（d）

上则很难夹起线头。用一块橡皮手套放置于缝合处则能防止发生这种情况。

（2）完成第一个外科结：以持针器夹住缝合线头，如示意图所示（图 1.13b）完成外科结。外科结应该使组织很好地紧密地对合在一起，但不可过紧，以防组织坏死。很难凭借柔软的 9-0 或 10-0 缝合线来判断张力的大小是否恰当。

（3）完成第二和第三个外科结：完成第一个外科结后，留取适当的短缝合线，以使在组织表面翘起。用手术镊夹住一侧缝合线绕持针器一圈，同时持针器夹住另一侧缝合线头从围绕持针器的线圈内抽出，完成第二个外科结。以同样的步骤继续完成第三个外科结，以使外科结牢固（图 1.13c）。

（4）剪断缝合线：外科结完成后，用手术镊轻柔地提起外科结外的缝合线，以显微手术剪在距离外科结 2mm 处剪断，以防外科结滑脱（图 1.13d）。取下缝合针放入缝合针盒。

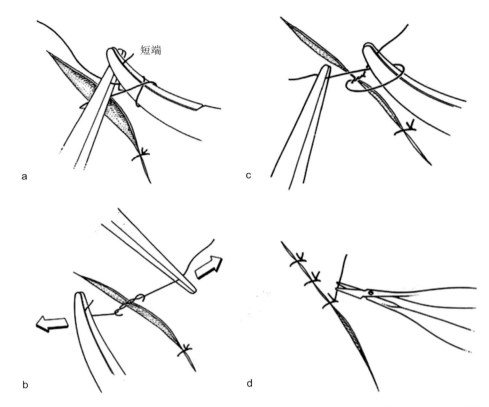

图1.13　双线环打好之后，用持针器夹住另一侧缝合线头（a）。水平牵拉手术镊和持针器，第一个双环结打好（b）。打第二个单线环，依次按顺序完成外科结（c）。用显微手术剪剪掉多余缝合线（d）

硅胶管和输精管手术切除标本在输精管吻合术培训中的应用

我们发现可用硅胶管和输精管切除术标本这类便宜且可靠的模型供泌尿外科住院医师和研究员培训[3]。

1. 硅胶管的准备　用微型合拢器固定住 5~10cm 医用硅胶管，其内径为 0.157cm（0.062 英寸），外径为 0.318cm（0.125 英寸）[10]。硅胶管内层模拟黏膜缝合。用手术刀或剃须刀片将硅胶管在合拢器两臂之间垂直平面切断（图 1.14）。用胶带将合拢器固定于显微镜上防止其移动。微型合拢器固定住硅胶管后，可进行前后壁吻合术。

①单层端端吻合术　尽管多层吻合术在临床上较为常用，但是在显微镜输精管

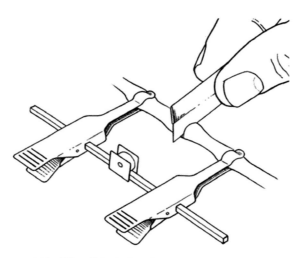

图1.14　用锋利的刀片切断微型合拢器两臂间或血管夹的硅胶管

吻合术中单层吻合术也对手术很有帮助。培训生可以通过练习单层或双层端端吻合术，熟悉单层或双层端端吻合术的手术定位、顺序和缝合位点[8]。在硅胶管后壁边缘外部两倍壁厚度处，将单一缝合针（10-0 或 9-0）垂直于管壁放置。将手术镊尖部抵住缝合针放置处的相应的管壁内侧，以使缝合针穿过管壁（图 1.15a）。缝合针从对侧管壁内侧进针，顺应缝合针的弧度，轻柔地拔出针（图 1.15b）。在硅胶管的断端追加缝合 2~4 次。将合拢器在缝合处移除，固定于硅胶管尾端的断端进行输精管吻合术。重复上述缝合步骤。硅胶管模拟的输精管吻合术中需要 8~12 根 9-0 或 10-0 的单丝尼龙线。

　　②双层端端输精管吻合术　术前准备同单层输精管吻合术。2~3 根单针或双针 10-0 单丝尼龙缝合线，从管壁断面的中部处穿出（图 1.16a）。右手持针的术者

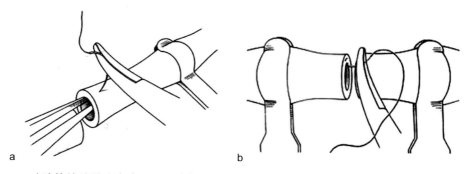

a　　　　　　　　　　　　　　　　　　b

图1.15　硅胶管的端端吻合术。用手术镊抵住管壁内侧，使针从前壁穿过至手术镊之间（a）。使针顺其弧度从另一侧硅胶管穿出（b）

在进行右侧管壁缝合时，可反手持针从右侧管壁断面中部穿出（图 1.16b）。至 2~3 个黏膜缝合线打好外科结后，单针 9-0 单丝尼龙缝合线在相应黏膜缝合线外科结处，在不穿透管腔内壁的前提下，将管壁外层缝合，以模拟肌层和外膜的缝合（图 1.16c）。翻转合拢器暴露吻合术管壁后壁（图 1.17a 和 b）。管壁内层缝合约需 6~8 根 10-0 单丝尼龙缝合线。管壁外层缝合约需 8~12 根 9-0 缝合线。

2. 输精管切除术片段　Belker 等最近研究发现，利用输精管切除术片段作为双层输精管吻合术练习标本是一种有效的方法 [11]。可以从根治性前列腺切除术中获得长段的输精管。输精管切除术后，将生理盐水浸泡的纱布放于小罐中，将输精管段放于其中，并迅速冷冻保存直到练习使用（图 1.18a）。尽管人的输精管标本保存在生理盐水中冷冻可长达 8 周，但是新鲜的片段可更好地显示组织的特性。在硅胶管上练习单层和双层吻合术后，培训生可在输精管片段上练习吻合术。

多层端端吻合术：在操纵台上用微型合拢器固定标本片段。手术全程片段需用生理盐水保持湿润。从合拢器两臂间垂直切割标本段。将所切开片段的断面放大 8~10 倍。如果所切开的输精管的管腔并不清晰可见，则可用一个圆头微脉管扩张器插入管腔（图 1.18b）。扩张后，可见环形黏膜（图 1.18c）。将蓝色膜放于吻合处

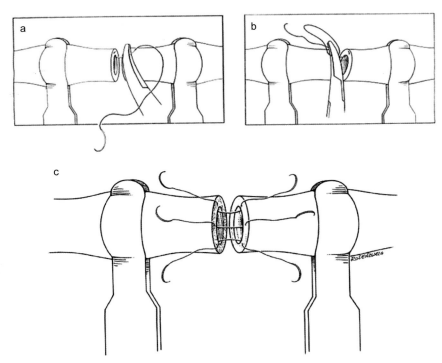

图1.16　练习双层端端输精管吻合术。正手（a）和反手（b）双针缝合（10-0）法用于黏膜内层缝合（c）

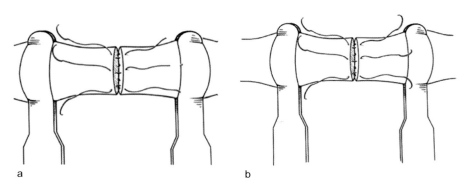

图1.17　完成黏膜层的间断缝合后，在黏膜层线结之间缝合肌层，之后翻转折起合拢器暴露后壁行吻合术，步骤同前壁吻合术。（a）单针。（b）双针

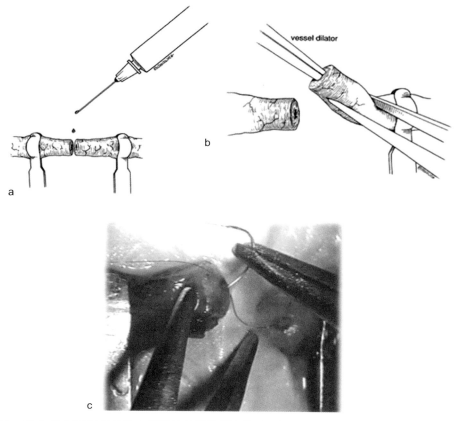

图1.18　吻合术全程用生理盐水保持输精管片段湿润（a）。若输精管管腔界限不清，可用圆头黏膜腔扩张器轻柔插入腔内，以免损伤黏膜层和肌层（b）。扩张后可见环形黏膜。仔细检查输精管末端。若使用双针缝合，则由黏膜内侧向外侧缝合（c）

作为手术背景。将单丝尼龙缝合线分别从两侧内侧黏膜穿入，从断面中间部穿出。10-0 双针鱼钩样黏膜缝合线可以使手术操作损伤最小化（图 1.19a）。再实施 2~3 处黏膜缝合，在黏膜层线结间隔处继续进行深层肌肉层缝合（图 1.19b）。最后使用 9-0 缝合线进行 2~4 次外膜缝合。将合拢器翻转并折起暴露黏膜（图 1.19c）。黏膜层和肌层的缝合如同前述（图 1.19d）。

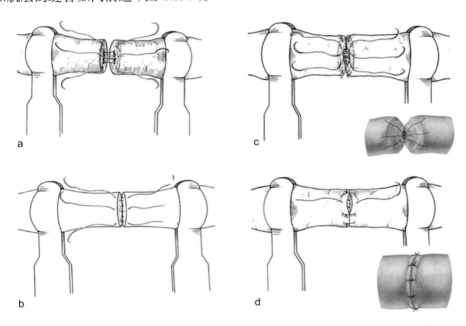

图1.19　三层黏膜（双针，10-0）由内向外缝合（a）。所有的黏膜层缝合后打外科结，9-0缝合线（单针）在各个黏膜缝合处行肌层和外膜缝合（b）。黏膜层和肌层吻合后，翻转折起合拢器，暴露后部黏膜，行黏膜和肌层吻合术（c）。间断缝合完成吻合肌层和外膜层（d）

吻合术效果评估

硅胶管或输精管片段吻合术后，如吻合确实，应是注入液体后管体不会渗漏。另外，硅胶管管腔或输精管片段管腔应当在显微镜下纵切，以暴露吻合术所需的内层黏膜和外层肌层断面，来评估吻合术位点。

利用大鼠进行显微外科手术培训和研究

6 周 ~8 周（200~300g）雄性 SD（sprague-dawley）大鼠是进行男性不育显微

手术培训和研究的理想对象。输精管梗阻动物模型可以通过使用两个小金属夹阻塞输精管而不需要分离输精管，这样精子肉芽肿形成的概率最低（50%）。附睾管最大的扩张在输精管梗阻后 7 天可以观察到并能够维持下去。现在，我们使用一种非梗阻性大鼠模型进行男性不育显微手术培训。显微手术麻醉是通过腹腔内注射甲苯噻嗪（10mg/kg）和氯胺酮（100mg/kg）混合液。

1. 大鼠输精管吻合术　大鼠的输精管很细小因此很难操作。体重 250~300g 的大鼠的输精管外径大约只有 1.5~2mm，而内径只有 0.15~0.25 mm。将睾丸端扩张至 0.5mm 内径可以通过前述的技术达到，类似于输精管节育术后想要再通的患者的差异性输精管内径。如前所述，大鼠输精管吻合术应用单层或双层技术进行端端吻合（图 1.18a~c）。止血可由显微外科双极电凝精确完成，电流仅从双极电凝镊的两个细小尖端通过。在实验室学习如何使用双极电凝非常重要。双极电凝造成的组织损伤比单极电凝要小得多。医生应该尽力避免在男性不育显微手术中使用单极电凝。尽管手术过程与练习时使用的硅胶管非常相似，但是大鼠模型的组织感觉能够反映更真实的临床体验。

2. 大鼠输精管附睾吻合术　输精管附睾吻合术（vasoepididymostomy，VE）代表着梗阻性男性不育症治疗的最具挑战性的显微外科手术。这类手术的成功特别依赖于实验室练习和培训的质量和程度。大鼠输精管附睾吻合术可能使用到端侧套叠技术。这一章，我们描述双头两针端侧纵向套叠 VE 吻合技术和单头两针纵向 VE 吻合技术。从 2002 年开始，纵向两针 VE 吻合术成为康奈尔的标准技术。

输精管附睾吻合术的动物准备与之前相似。输精管切除术后大鼠通过腹正中切口暴露和检查生殖器官。引带分离来彻底移动附睾和睾丸。找到扩张的管径位置。附睾尾和附睾体轻柔地从睾丸分离。附睾可以在梗阻部位上方横断或在被膜处开口以分离出单个的附睾管。理想的被膜窗口位置是在可见扩张的附睾管并且无血管的位置（图 1.20a）。被膜开口的大小约等于输精管断端表面外径。端侧吻合技术要求在被膜窗口内与邻近附睾管彻底分离的附睾管处开一个小口（图 1.20a 和 b）。附睾管开口是通过抬高游离的附睾管后用显微剪剪开。使用两针 10-0 将附睾管腔与输精管黏膜缝合在一起（图 1.20c 和图 1.21b）。这个方法避免了直接侧面缝合不小心损伤管壁的可能性。使用 10-0 缝合线缝合 10~12 针关闭外层。这样会在附睾被膜窗口与输精管外鞘间形成一个不透水的连接。

1. 纵向单针缝合端侧套叠输精管附睾吻合术（图 1.21）[12]　单针纵向套叠输精管附睾吻合术使用两根相同的单针10-0 尼龙缝合线（Sharpoint AK-0100; Surgical Specialties Corp.）。第一针是在输精管黏膜层 a1 位置由外向内进针（图 1.21a）。针从附睾管侧面穿过，纵向穿进穿出。但是，针不拔出来，而是留在附睾壁防止凹陷（图 1.21b）。第二根单针尼龙缝合线相应穿过输精管的 b1 位置，但是在输精管和附睾管对侧与第一针平行（图 1.21a 和图 1.21b）。用眼科显微外科剪小心地在两针之

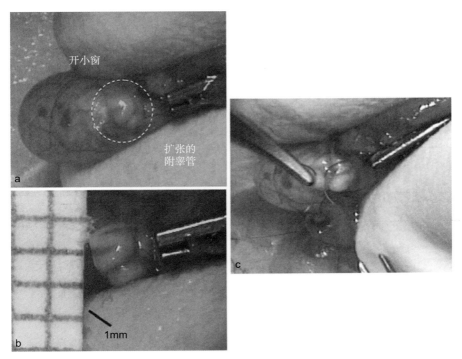

图1.20　在被膜开一个小窗使附睾小管的尾部游离（a）。测量附睾小管尾部（b）。在附睾小管上纵向放置两个显微缝线（c）

间纵向剪开附睾管并检查挤压出的是否有精子。将缝合针 a 和 b 穿过附睾管壁并在输精管黏膜层输精管腔底部 a2 和 b2 位置由内侧向外穿出。所有的缝合都在输精管腔内大约 1mm 处。当这些缝合打结时（a1–a2 和 b1–b2），附睾管会被轻微地套叠在输精管腔内（图 1.21c）。使用 10-0 尼龙线将附睾被膜与输精管肌层和外膜间断缝合 8~10 针固定起来。

　　2. 纵向双针两针法套叠端侧输精管附睾吻合术（图 1.22）[13]　方法与前面所述的单针缝合技术相同，腹侧输精管与附睾被膜用一针 10-0 的尼龙线固定。但是，使用两条 10-0 双针缝合线（Sharpoint AK-0101, SurgicalSpecialties Corp.）用不同的方式缝合（图 1.22a）。在第一步的时候，两条缝合线的各一个针头与之前的形式相同，互相平行的纵向穿过选定的附睾管边缘，不将针头拉出，之后，将附睾管在两针之间纵向切开。拉出针头后准备穿过输精管（图 1.22b）。从第一针开始，一端的针头输精管黏膜层 a1 位置由内向外穿出，而另一端在 a2 位置由内向外穿出（图 1.22c）。第二根缝合线也是同样的方法。一根针在输精管黏膜层 b1 位置由内向外穿出而另一根针在 b2 位置由内向外穿过。两根缝合线打结（a1–a2 和 b1–b2），使

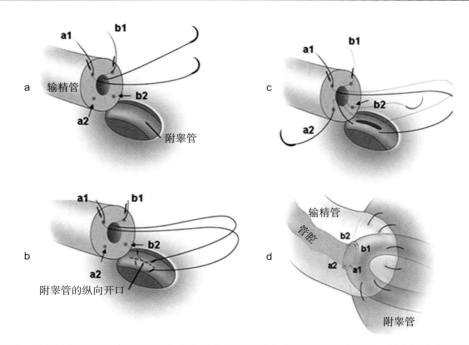

图1.21 纵向单头针两针套叠VE吻合技术单头针两针缝合位于输精管黏膜层。缝合针在输精管a1和b1位置进入腔内（a）。缝合针纵向穿过附睾小管壁，但是不穿出（b）。附睾小管纵向开口检查活动精子，缝合针在输精管腔内a2和b2位置由内向外穿出（c）。缝合线"a" 和 "b" 打结（a1–a2和b1–b2），附睾小管套叠在输精管腔内。吻合口不透水闭合附睾小管套叠在输精管腔内（d）

附睾管套叠进输精管腔内（图 1.21d）。

3. 术后评价方法　检查生殖器，评价是否有并发症。有两种标准鉴定其通畅率：①相差显微镜 400 × 放大检查精子在输精管中流通证明其功能通畅；②逆行性亚甲蓝精囊造影检测管壁是否吻合完好，可用 24G 留置针鞘管将染料由输精管注入附睾检测吻合的附睾管是否通畅（图 1.23）。

男性不育显微手术要点

- 成功的男性不育显微手术特别依赖在显微外科实验室中练习和培训的质量和程度。
- 显微外科手术应该在显微手术实验室中学习，而不是在患者身上。
- 调节你的座位高度直到你获得舒适的坐姿。座位过高或过低都会造成颈部或背部酸痛。你的头部应该伸直，你的眼睛看向正前方，并与脊柱垂直。

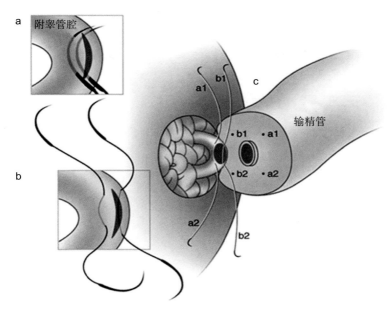

图1.22 纵向双头两针套叠VE吻合技术：两根双头10-0缝合线纵向穿过附睾小管。用显微外科剪在两针之间开口（a）。穿出缝合针并准备穿过输精管（b）。第一针由内向外穿过输精管腔（a1）同时另一端针头由内向外穿过a2。第二针与第一针方式相同，从b1由内向外穿过输精管腔同时另一端的缝合针在b2位置由内向外穿过附睾小管和输精管腔b2（c）

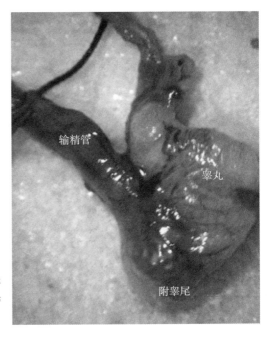

图1.23 逆行性亚甲蓝精囊造影检测管壁是否吻合完好，可用24G留置针鞘管将染料由血管注入附睾检测吻合的附睾管是否通畅

- 学习如何打一个安全的显微外科结是最基本的，可能你手术中70%的时间是用来打结。手术显微镜下外科医生快速精确的打结能力对男性不育显微手术有很大帮助。
- 良好的显微缝合技术能显著减少手术时间，使患者和医生均获益。
- 一个好的显微外科医生的一个特点就是他有在手术过程中保留缝合针初始形态的能力。
- 像"纯微血管"、整形和其他重建显微手术一样，男性不育的显微手术在技术上和心理上是极具挑战性的外科手术。
- 我们发现使用缝合练习卡、硅胶管和输精管标本是训练泌尿外科住院医师和研究员经济实惠和随手可得的模型。

其他学习资源

在线显微手术视频是理解和学习男性不育显微手术很好的学习资源。想要获得更多的关于我们显微手术培训课程和我们的在线手术视频信息，请访问我们的主页 http://www.maleinfertility.org。

（郭应禄 崔万寿 译）

参考文献

1. Silber SJ. Microsurgery for male infertility. Microsurgery. 1988;9:251.
2. Gilbert BR, Goldstein M. New directions in male reproductive microsurgery. Microsurgery. 1988;9:281.
3. Li PS, Schlegel PN, Goldstein M. Use of silicone medical grade tubing for microsurgical vaso-vasostomy training. Urology. 1992;39:556.
4. Goldstein M. The making of a microsurgeon. J Androl. 2006;27:161.
5. Acland RD. Instrumentation for microsurgery. Orthop Clin North Am. 1977;8:281.
6. Sheynkin YR, Li PS, Magid ML, et al. Comparison of absorbable and nonabsorbable sutures for microsurgical vasovasostomy in rats. Urology. 1999;53:1235.
7. Sharlip ID. Vasovasostomy: comparison of two microsurgical techniques. Urology. 1981;17:347.
8. Southwick GJ, Temple-Smith PD. Epididymal microsurgery: current techniques and new horizons. Microsurgery. 1988;9:266.
9. Belker AM. Technical aids for vasovasostomy. Urology. 1982;20:635.
10. Goldstein M. Microspike approximator for vasovasostomy. J Urol. 1985;134:74.
11. Belker AM, Acland RD, Sexter MS, et al. Microsurgical two-layer vasovasostomy: laboratory use of vasectomized segments. Fertil Steril. 1978;29:48.
12. Monoski MA, Schiff J, Li PS, et al. Innovative single-armed suture technique for microsurgical vasoepididymostomy. Urology. 2007;69:800.
13. Chan PT, Li PS, Goldstein M. Microsurgical vasoepididymostomy: a prospective randomized study of 3 intussusception techniques in rats. J Urol. 2003;169:1924.

第二章　显微手术的培训：住院医师需要了解什么？是否所有显微外科医师都需要专科培训？

Ethan Grober · Peter N. Kolettis

译者按　男性生殖显微外科手术作为泌尿外科专业手术的一部分，住院医师应当接受专科化培训。就目前国内现状而言，大多数情况下是已经完成泌尿外科专科化培训并且从事男性生殖专业的医生才开始接触这些技术。由于大部分生殖显微外科医生已经具备较好的外科基础，所以这些医生掌握这些技术周期更短、应用于临床更快。在国内，北京大学第一医院男科中心作为国内最大的生殖显微外科培训基地，已经为全国培养了数百名男性生殖显微外科医生。

摘要　男性不育的手术已经发展成为泌尿外科领域一项高度专业化的技术，现在输精管吻合术、精索静脉结扎和取精术等多种手术均可以采用显微手术来开展。在一些泌尿外科住院医师培训项目中，男性不育症的手术并没有得到足够的重视，并且许多泌尿外科科室内没有从事该领域的专家。因此，男性不育的专科医师普遍感觉泌尿外科住院医师的培养在这一领域存在欠缺。本章简要概括了显微外科培训的意义，总结专科医师培训对于显微外科实践的意义。

关键词　显微手术；培训；专科医师；教育；住院医师

　　男性不育的手术已经发展成为了泌尿外科领域一项高度专业化的技术，现在输

E. Grober , M.D., M.Ed. (✉)

Division of Urology , Mount Sinai and Women's College Hospital, University of Toronto ,
60 Murray Street, 6th Floor , Toronto , ON , Canada M5T 3L9
e-mail: egrober@mtsinai.on.ca

P. N. Kolettis , M.D.
Department of Surgery/Urology , University of Alabama-Birmingham ,
1530 Third Avenue South , Birmingham , AL 35294-3411 , USA
e-mail: peter.kolettis@ccc.uab.edu

J.I. Sandlow (ed.), *Microsurgery for Fertility Specialists: A Practical Text*,
DOI 10.1007/978-1-4614-4196-0_2, © Springer Science+Business Media New York 2013

精管吻合术、精索静脉结扎术和取精术等多种手术均可以采用显微手术来开展。在一些泌尿外科住院医师培训项目中，男性不育症的手术并没有得到足够的重视，并且许多泌尿外科科室内没有从事该领域的专家。因此，男性不育的专科医师普遍感觉泌尿外科住院医师的培养在这一领域存在欠缺。

除此之外，人们还关注显微手术培训的不足。在美国的住院医师培训系统中，很难明确某一住院医师到底做了多少例显微外科手术。不育症的手术与鞘膜积液、精液囊肿切除术等一起被划归于"阴囊手术"这一大类中。人们认为应该允许住院医师开展显微手术，例如输精管吻合术。输精管输精管吻合术（vasovasostomy，VV）同样可以不依赖于显微镜而开展，但普遍认为采用显微镜治疗的效果更佳 [1]。尽管如此，实际工作中的差异非常大。在一项调查中发现，当不同培养背景的住院医师需要开展输精管吻合术时，分别有 56% 的社区泌尿外科医师、65% 为泌尿外科专业但未经专科医师培训的泌尿外科医师和 93% 的经过专科医师培训的医师选择了显微镜手术 [2]。当需要开展输精管附睾吻合术（vasoepididymostomy，VE）时 [3]，由于附睾管体积较小，必须依靠显微镜来完成手术，而在住院医师阶段接受的显微外科训练几乎不可能达到该手术的要求。因此，多数男科医师均认为专科医师的培养对于完成输精管附睾吻合术是非常必要的。

一些研究者提出我们只能允许有能力开展输精管附睾吻合术的医师来开展输精管吻合术。Chawla 等的研究中报道 48% 的吻合失败的病例是由于患者存在附睾梗阻，医师仅行了输精管输精管吻合术而未行输精管附睾吻合术。由于其入组患者均为在一家三级医院进行二次吻合（其他单位首次治疗失败）的患者，其研究可能存在选择性偏倚 [4]。除此之外，其他研究也明确指出如果仅开展输精管输精管吻合术可能有较高的概率因附睾梗阻而造成复通失败。

发生附睾梗阻及需要行输精管附睾吻合术的风险随着结扎术后时间的延长而增加。例如，在输精管吻合术协作组（Vasovasostomy Study Group）的研究中，在梗阻持续 15 年后行输精管输精管吻合术的通畅率是 70%，提示在此期间双侧附睾梗阻的发生率是 30%（假设初始通畅率是 100%）[5]。与之类似，Fuchs 和 Burt 的研究中发现梗阻 15 年后至少 60% 的患者需要行至少一侧的输精管附睾吻合术 [6]。

基于上述讨论，很难确认何时需要开展输精管附睾吻合术，但是可以估计需要开展输精管附睾吻合术的可能性。医师必须决策每个患者开展输精管输精管吻合术而不开展输精管附睾吻合术所能承受的失败率，并决策一个与该失败率配套的梗阻年限。例如，如果能接受 30% 的失败率，则仅需要能够开展输精管附睾吻合术的医师针对梗阻时间超过 15 年的患者进行手术。另一种选择是仅由能够开展输精管附睾吻合术的医师（比如仅由接受过专科医师培养的医师）来开展输精管吻合术。

近期的一项由 Nangia 等开展的研究分析了美国男科手术医师的分布。所研究数据来自两家专门进行男科研究和治疗的机构（分别为 the society for the study of male reproduction，SSMR 和 the society for male reproduction and urology，SMRU）的成员记录。他们发现全国大部分地区对男性不育的关注度不足。例如，13 个州没有治疗男性不育的专科医师[7]。该研究也提示目前没有足够的经过专科医师培养的医师来承担男科治疗的工作，因此要求普通的泌尿外科医师也能够来开展基础的诊疗工作。

基础的诊疗工作包括什么？笔者的观点是泌尿外科医师需要能够进行基本的病史采集、体格检查和实验室检查。在男科手术方面，需要能够开展诊断性的睾丸活检、精索静脉结扎并可以尝试开展输精管输精管吻合术。由于大多数情况下我们可以根据病史、体检和血清 FSH 水平来区分梗阻性和非梗阻性无精症，单纯诊断性质的睾丸活检开展较少。正如上文所述，普遍认为采用显微手术开展的输精管输精管吻合术效果更好；并且也有文献报道显微镜下精索静脉结扎术术后效果更佳且并发症更少。因此，在住院医师培养中需要进行相关的训练，以使住院医师在毕业时能够开展相关的诊疗和手术。在我们的住院医师培养计划中，我们提供了 1 周的实验室课程来作为显微手术的入门。住院医师也可以选择参与门诊的男科患者诊疗工作。

即便有人认为只有接受了专科医师培养才能从事显微外科手术，在住院医师培养中也至少应该让学员们接触男性不育和显微手术。如果没有这种基本接触，学员很难培养出足够的兴趣去参加进一步的培训。

更加专业的手术（比如显微取精术）需要更加专业化的培养，并且需要联合其他科室的专家完成体外受精的工作[8]；没有接受过专科医师培养的一般泌尿外科医师很难有能力完成该手术。因此，显微取精术最好由接受过男性不育和显微外科专科医师培训的医师来开展。根据以上讨论，显微外科的培训对于不育症的合理诊疗是非常重要的，普通泌尿外科医师也应该能够进行基本的诊疗工作。基础的男性不育和显微手术的培养应该被纳入住院医师培养体系中。有些培训机构中缺乏该领域的专科医师，其需要认识到这种不足，希望其能招募男性不育症及显微手术方面的专科医师作为其成员。

所有的显微外科医师都需要经过专科医师培训吗？

专科医师培训对于显微外科医师这一职业是否存在影响有待于进一步的探讨，尽管这本质上是个哲学问题。

在过去的几十年中，伴随着人类对于知识的追求和新技术的发展，外科手术学经历了翻天覆地的变化[9-11]。在如此快速的发展面前，教育和培训的问题变得尤为突出。为了应对临床诊疗和教学两方面的挑战，出现了时间更长、更加先进的培训体系和更加专业的泌尿外科医师。在加拿大和美国的泌尿外科学界，人们倾向于在完成常规的住院医师培训后，由专科医师进一步提供更加先进、更加专业的手术训练[9, 12-14]。此外，现在的趋势是越来越看重文凭，许多单位在招聘科研岗位成员时都要求接受过专科医师培训并且能够承担教学和科研任务。此外越来越多的公立和私立机构在招聘临床岗位成员时也都要求其专业技巧和专科医师培训经历。

对于培训学员来说，专科医师的培训可以使其接触大量的手术，有利于他们锻炼手术技巧和术中决策的能力。这种锻炼能够增加学员们对于循证医学的认识并激发进一步研究的热情。专科医师培训能够让学员们就共同感兴趣的话题进行沟通交流，也能够增进同行之间的联系[9]。

对于专科医师培训机构来说，学员们能够增强科室的学术氛围和经济收益，为患者提供良好的医疗服务，能够指导住院医师和医学生，参与值班工作，并且能够向国内外推广该机构的技术和声誉。

显微外科学已经发展为男性不育症治疗中高度专业化的一个领域。其手术类型包括显微镜下输精管吻合术（包括输精管输精管吻合和输精管附睾吻合）、显微镜下精索静脉结扎、显微取精术以及显微镜下的神经阻断术（治疗慢性睾丸疼痛）。尽管这些手术中很多可以不依赖于显微镜的放大作用而开展，目前的证据都支持采用显微入路可以显著地提高手术精确度、改善治疗效果[8, 15-17]。

良好的治疗效果同样与丰富的手术经验相关[18-19]。然而，在许多泌尿外科住院医师的培养中接触显微手术的时间是相当有限的，并且很多培训中缺乏专业的显微外科医师，因此毕业的泌尿外科住院医师普遍在理论和实践上都有所欠缺，进而会影响对患者的诊疗效果。

显微外科手术的主要挑战来自于男性生殖器官体积偏小、解剖结构特殊。输精管附睾吻合术最依赖于显微镜的放大作用。在一项分析接受二次输精管吻合术患者的研究中，Chawla 等[20] 发现 48% 的输精管吻合术失败是由于未发现附睾梗阻。该发现提示首次手术的医生很可能无法开展或没有意识到需要开展输精管附睾吻合术。研究者总结所有开展输精管吻合术的医师都必须能在必要时开展输精管附睾吻合术，以便最好地改善患者生育。如果不接受专科医师培训的话，泌尿外科住院医师在毕业时很难能开展该手术。

Crain 等[21] 比较了接受过专科医师培训与未接受培训的泌尿外科医师在行输精管吻合术方面的区别。接受了专科医师培训的医师开展的输精管吻合术更多，并且针对梗阻时间超过 15 年的患者开展的手术更多；此外，他们更倾向于开展显微镜手术，术中对精液进行检查，所采用的缝合线也更细。

目前在北美共有十家专门致力于男科显微手术的专科医师培训机构，培训时间从 1 年到 2 年不等[22]。有些还可以提供参加基础的科研活动。所有的培训都在显微手术经验丰富的专家监督下开展。参与的学员能从反复的实践中和实验室培养中获得丰富的临床诊疗和手术经验。

为了明确专科医师培养对于独立开展手术的重要性，Williams 等 [23] 近期回顾了 10 名经历过专科医师培训的医师在毕业 2 年内开展显微镜下输精管吻合术的手术结果。310 例患者中，总的复通率为 91%，术后精液常规情况可与经验丰富的手术医师相媲美。遗憾的是该研究中没有设置对照组（未接受专科医师培训的医师开展显微手术的情况）。

Bianco 等 [24] 研究了专科医师开展前列腺癌根治术后的肿瘤控制情况，深入分析了该手术的学习曲线。整体上讲，经过专科医师培训的医师在术后无生化复发和切缘阳性率方面明显占优。有趣的是，随着非专科医师培训的医师手术经验增加，这种差异逐渐缩小。作者认为专科医师培训中手术量的增加一定程度上缩短了学习曲线。

人们一直争议于需要多长时间的专科医师培训才能让学员掌握足够的显微手术能力。培训时间除了与课程的设置、目标和锻炼机会相关外，很大程度上也取决于学员的兴趣和天赋。目前看来培训应该至少持续 6~12 个月。在培训之外学员很难有机会进行大量的显微手术锻炼。周末的显微手术课程可供学习和巩固新技术，但很难据此获得一个合格的显微外科医师所需要的技巧、知识和判断能力；并且在作者看来，手术技巧只有在真实患者的诊疗过程中才能锻炼出来。尽管在互联网上有很多医师推荐周末显微手术培训课程、显微手术见习，或短期的专科医师培训，这些培训方法都无法与规范化的专科医师培训相比。经验丰富的显微外科医师都强调成功的显微手术不仅依赖于手术技巧。为每位患者确定最佳治疗方式、作出合理的术中判断的能力只能来自于临床实践。显微外科的学习是一项毕生的工作。

回到最开始的问题：所有的显微外科医师都需要经过专科医师培训吗？理想状态下的回答是肯定的。虽然该领域的许多先驱，包括在显微外科领域做出了许多先进工作和贡献的前辈都未曾接受过系统的培训，没人会否认经历过专科医师培训的医师代表了微创外科领域的最高的培训和教育水平。未经历专科医师培训的医师经过长时间经验的积累同样可以达到类似水平，但专科医师培养可以有利于医师的成长，可以实现学习曲线上的飞跃 [24-25]。随着患者获取医疗信息变得越来越容易以及自我主张的增强，他们将更加需要这些高水平的医生。我们应当保持并提高现有的治疗水平。

（辛钟成　方冬　译）

参考文献

1. Middleton RG, Belker AM. Macrosurgery or microsurgery for vasovasostomy? Contemp Urol. 1995; 55–60.
2. Crain DS, Roberts JL, Ambling CL. Practice patterns in vasectomy reversal surgery: results of a questionnaire study among practicing urologists. J Urol. 2004;171:311–5.

3. Silber SJ. Epididymal extravasation following vasectomy as a cause for failure of vasectomy reversal. Fertil Steril. 1979;31:309–15.

4. Chawla A, O'Brien J, Lisi M, Zini A, Jarvi K. Should all urologists performing vasectomy reversals be able to perform vasoepididymostomies if required? J Urol. 2004;172:1048–50.

5. Belker AM, Thomas Jr AJ, Fuchs EF, Konnak JW, Sharlip ID. Results of 1,469 microsurgical vasectomy reversals by the Vasovasostomy Study Group. J Urol. 1991;145:505–11.

6. Fuchs EF, Burt RA. Vasectomy reversal performed 15 years or more after vasectomy: correlation of pregnancy outcome with partner age and with pregnancy results of in vitro fertilization with intracytoplasmic sperm injection. Fertil Steril. 2002;77:516–9.

7. Nangia AK, Likosky DS, Wang D. Distribution of male infertility specialists in relation to the male population and assisted reproductive technology centers in the United States. Fertil Steril. 2010;94:599–609.

8. Schlegel PN. Testicular sperm extraction: microdissection improves sperm yield with minimal tissue excision. Hum Reprod. 1999;14:131–5.

9. Grober ED, Elterman DS, Jewett MAS. Fellow or foe: the impact of fellowship training programs on the education of Canadian urology residents. Can Urol Assoc J. 2008;2:1–38.

10. Hemal AK, Menon M. Robotics in urology. Curr Opin Urol. 2004;14:89–93.

11. Reznick RK. Virtual reality surgical simulators: feasible but valid? J Am Coll Surg. 1999;189:127–8.

12. Endourological Society. Recognized fellowship programs. http://www.endourology.org/fellowship/fellowship.php. Accessed 17 July 2012.

13. Society of Pediatric Urology. Participating fellowship programs. http://www.spuonline.org/fellowships_pp.cgi. Accessed 17 July 2012.

14. Society of Urologic Oncology. Approved fellowship programs. http://suonet.org/fellowships/default.aspx. Accessed 17 July 2012.

15. Fox M. Vasectomy reversal-microsurgery for best results. Br J Urol. 1994;73(4):449–53.

16. Al-Said S, Al-Naimi A, Al-Ansari A, Younis N, Shamsodini A, A-Sadiq K, Shokeir AA. Varicocelectomy for male infertility: a comparative study of open, laparascopic and microsurgical approaches. J Urol. 2008;180(1):266–70.

17. Al-Kandari AM, Shabaan H, Ibrahim HM, Elshebiny YH, Shokeir AA. Comparison of outcomes of different varicocelectomy techniques: open inguinal, laparoscopic, and subinguinal microscopic varicocelectomy: a randomized clinical trial. Urology. 2007;69(3):417–20.

18. Klein EA, Bianco FJ, Serio AM, Eastham JA, Kattan MW, Pontes JE, Vickers AJ, Scardino PT. Surgeon experience is strongly associated with biochemical recurrence after radical prostatectomy for all preoperative risk categories. J Urol. 2008;179(6):2212–6.

19. Vickers AJ, Bianco FJ, Serio AM. The surgical learning curve for prostate cancer control after radical prostatectomy. J Natl Cancer Inst. 2007;99:1171–7.

20. Chawla A, O'brian J, Lisi M, Zini A, Jarvi K. Should all urologists performing vasectomy reversals be able to perform vasoepididymostomies if required? J Urol. 2004;172(3):1048–50.

21. Crain DS, Robert JL, Amling CL. Practice patterns in vasectomy reversal surgery: results of a questionnaire study among practicing urologists. J Urol. 2004;171(1):311–5.

22. American Society for Reproductive Medicine. Fellowship opportunities. http://www.asrm.org/detail.aspx?id=926. Accessed 17 July 2012.

23. Williams IV DH, Karpman E, Grober ED, Schrepferman CG, Crain DS, Chuang WW, Shin D, Khera M, Kuang W, Tanrikut C. Early vasectomy reversal experience and outcomes of fellowship-trained microsurgeons. J Urol. 2009;181:4–729.

24. Bianco FJ, Cronin AM, Klein EA, Pontes JE, Scardino PT, Vickers AJ. Fellowship training as a modifier of the surgical learning curve. Acad Med. 2010;85(5):863–8.

25. Oliak D, Owens M, Schmidt HJ. Impact of fellowship training on the learning curve for laparascopic gastric bypass. Obes Surg. 2004;14(2):197–200.

第三章 显微镜外环下精索静脉结扎：手术技术和技术要点

Joshua A. Bodie · Jay I. Sandlow

译者按 精索静脉曲张是男性人群的常见病，也是男性不育症患者人群的高发病，而外科手术是其最有效的治疗方式。在众多的精索静脉结扎手术方法中，显微镜下精索静脉结扎术由于结扎静脉更全，并且能够保留动脉和淋巴管，所以其预后最好，不仅可以大大改善妊娠率，还能最大限度的避免术后精索静脉曲张复发和鞘膜积液的发生，在有条件的医疗中心，应该替代其他的手术治疗方式。

摘要 精索静脉曲张是指精索蔓状静脉丛静脉的扩张或迂曲（曲张状态）。精索静脉曲张在人群中的发病率大约为 15%，在初发的不育患者中发病率为 40%，而在继发性不育患者中发病率更高 [1-2]。精索静脉曲张是男性不育最常见的病因，并且可以治疗 [3]。Tulloch 在 1955 年首次针对生育力低下男性的精索静脉曲张进行了研究和治疗。在此之前，许多研究者认为精索静脉曲张的治疗只具有美容效果，或仅能够阻止睾丸的进一步损伤。此后，许多研究证明精索静脉曲张的手术治疗能够改善精液参数，提高受孕率。

关键词 精索静脉曲张；外环下；显微手术；不育

引言 / 背景

精索静脉曲张可定义为精索蔓状静脉丛静脉的扩张或迂曲（曲张状态）。精索

J. A. Bodie , M.D. (✉)
Department of Urology , University of Minnesota Medical Center ,
MMC 394, 420 Delaware St. SE , Minneapolis , MN 55455 , USA
e-mail: bodieja@umn.edu

J. I. Sandlow , M.D.
Department of Urology , Medical College of Wisconsin ,
9200 W. Wisconsin Avenue, CLCC Bldg, 4th Floor , Milwaukee , WI 53226 , USA
e-mail: jsandlow@mcw.edu

J.I. Sandlow (ed.), *Microsurgery for Fertility Specialists: A Practical Text*,
DOI 10.1007/978-1-4614-4196-0_3, © Springer Science+Business Media New York 2013

静脉曲张在人群中的发病率大约为 15%，在初发的不育患者中发病率为 40%，而在继发性不育患者中发病率更高 [1-2]。精索静脉曲张是男性不育最常见的病因，并且可以治疗 [3]。Tulloch 在 1955 年首次针对生育力低下男性的精索静脉曲张进行了研究和治疗。之前，许多研究者认为精索静脉曲张的治疗只具有美容效果，或仅能够阻止睾丸的进一步损伤。此后，许多研究证明精索静脉曲张的手术治疗能够改善精液参数，提高受孕率。

精索静脉曲张影响精子生成或睾丸功能的确切机制尚不明确。引起睾丸功能下降的可能原因包括精索内静脉反流造成睾丸局部温度升高，减弱了睾丸与身体/直肠之间的温度差异，以及活性氧/氧化应激的影响。其他理论包括自身免疫疾病和肾上腺激素反流入蔓状静脉丛。在这些机制中，温度的影响可能是最大的，而且有证据表明结扎精索静脉之后睾丸的温度降低。

在青春期前后开始出现精索静脉曲张。通常发生在左侧，但也有 10%~50% 的男性出现双侧精索静脉曲张。从病因学上看，是因为左侧睾丸静脉较长，成直角汇入左肾静脉和（或）静脉瓣的缺失，导致左睾丸静脉的压力升高，引起扩张 [8-9]。胡桃夹现象也是一个可能的病因 [10]，虽然这种现象很少见。显著的右侧精索静脉曲张很少见，一般是由于右侧睾丸内静脉直接引流入下腔静脉不通畅引起，但偶尔也可能是因为隐蔽的腹膜后肿瘤压迫引起。

适应证

精索静脉曲张可能造成 3 种后果：降低精子数量/质量，减弱睾丸的内分泌功能，以及疼痛。

大多数行精索静脉结扎的男性年龄在 20~45 岁之间，主要是因为不育或疼痛。有一些证据表明显微镜下精索静脉结扎术后睾酮的生成会得到改善，但是针对男性内分泌功能低下的患者进行精索静脉结扎仍有争议 [11]。精索静脉曲张造成的影响随时间而加重，在成人中还可能出现睾丸萎缩。睾丸主要由生殖细胞构成，睾丸体积的明显减少主要是生殖细胞/精子生成减少引起的，而不是间质细胞（leydig cell）减少引起的。青少年精索静脉曲张常伴随同侧睾丸体积缩小，但表现为发育不良，而不是萎缩。对这些精索静脉曲张伴随同侧睾丸体积明显缩小的青少年应该考虑进行精索静脉结扎手术 [12]。伴有同侧睾丸体积缩小的精索静脉曲张青少年进行修复手术可以使睾丸体积得到恢复 [13-14]。

因不育进行精索静脉曲张治疗仅针对临床上能够发现的精索静脉曲张 [12]。精索静脉曲张的诊断主要依靠触诊，而不是超声、影像学或其他手段。例外的情况是可以通过经阴囊超声来代替触诊进行诊断，例如在肥胖患者或异常增厚的阴囊壁患者当中。

在少数情况下，当触诊难以分清增粗的精索是精索静脉曲张还是脂肪瘤化的精索时，超声有助于诊断。精索静脉曲张的男性可能会出现精子密度或活力的异常。精索静脉曲张程度越重，精子密度和活力越低，虽然并非所有研究都支持这一结论[15-17]。

手术技术

　　早期的一些精索静脉曲张修复手术是经阴囊途径的。由于较高的并发症和复发率，这种手术路径已经不再采用。Palomo 在 1948 年报道了高位腹膜后精索静脉结扎术。其手术方法是在腹股沟内环处结扎睾丸内静脉，保留睾丸动脉。近年来，这种手术方式有一些小的改进，可以在腹腔镜下结扎内环上方的静脉。腹膜后途径的弊端是复发率和睾丸鞘膜积液的发生率较高[18-21]。除此之外，还有经腹股沟途径，可在显微镜下或直视下进行。虽然显微镜手术时间更长，需要额外的培训和器械，但复发率和并发症少。

　　经皮栓塞或硬化剂注射治疗也是可选的方案，但是不如现代显微镜手术有效。其效果不好的原因是在透视下操作导管进入精索内静脉难度较高，而且术后复发率较高[8]。此外，右侧精索静脉更难进入，因为右侧性腺静脉以很小的角度汇入下腔静脉。

　　目前多数泌尿生殖外科医生采用显微镜方法 / 技术来进行精索静脉结扎手术[19]。显微镜外环下精索静脉结扎术可以当日出入院，可在局麻、腰麻或全麻下进行，可以在门诊手术间或病房手术间完成。患者取仰卧位，手臂外展。标准的注意事项包括护垫防护、围术期抗生素和静脉血栓的预防，根据患者年龄和危险因素来确定。术前常规静脉使用覆盖革兰阳性皮肤致病菌的抗生素，但是对于无并发症的病例，术后不必常规使用抗生素。

　　全身麻醉可以采用喉罩或气管内插管。全麻要优于腰麻或局麻加镇静，因为在显微镜下分离切开时需要患者保持完全不动的状态，在显微镜下很小的活动都可能引起较大的误差。

　　切口（图 3.1）一般 2~3cm 长，位于腹股沟下方、阴茎根部外侧，距外环尾部几厘米的位置。切口一般呈弧形，这样可以平行于生殖器根部外侧的朗格线（Langers' line）（图 3.1）。

　　用手术刀切开皮肤，然后用电刀切开真皮层和皮下脂肪组织，注意避免损伤精索。作者习惯将一个绝缘帽套在单极电刀头上。切开皮肤及皮下组织一般采用 20W 能量，处理精索时则将电刀能量调低至 15W。在分离精索内血管结构的时候也有必要采用双极电凝。

　　用皮肤拉钩分开深筋膜（图 3.2），继续用拉钩或者组织剪分离深筋膜。到达精

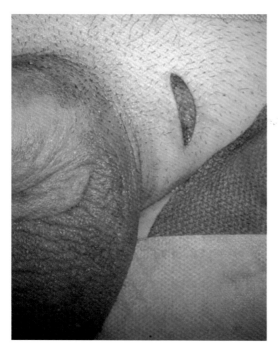

图3.1 切口一般2~3cm长，位于腹股沟下方、阴茎根部外侧、距外环尾部几厘米的位置

索层面时迅速找到精索。如果有必要可以轻轻牵拉睾丸帮助寻找精索。然后用组织剪分离精索的外层和中间层。平行于精索比垂直于精索分离效率更高，而且损伤更

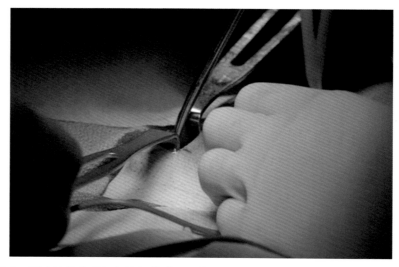

图3.2 用皮拉钩分离组织至深筋膜层，然后继续用拉钩或组织剪头部分离深筋膜

小。将精索与周围组织分开后，可以用 Babcock 钳或精索钳将精索拉出切口上方以防止损伤。钝性分离精索表面与周围的脂肪组织，使精索能够暴露在皮肤切口上方。用优势手提住 Babcock 钳，用手指轻轻分离精索，使精索完全与周围组织分开（图 3.3）。用引流条皮肤拉钩将精索垫在切口上方，检查提睾肌上的曲张静脉并结扎。可以使用手术放大镜帮助寻找这些静脉。

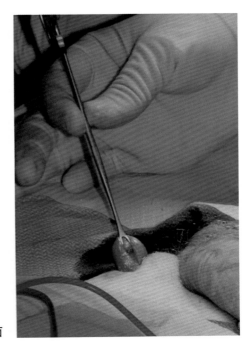

图3.3　用Babcock钳将精索提出至皮肤切口表面

在分离出精索后，我们认为可以在精索下方垫一个皮肤拉钩使之保持在皮肤切口上方（图 3.4）。一些外科医生习惯用手术刀柄或引流条垫在下方。对于双侧的精索静脉曲张手术，用引流条拉住精索能够方便操作。

在显微镜下，用电刀分离切开精索外筋膜、提睾肌和精索内筋膜（图 3.5）。通常，将这三层作为一个整体分离出来。将精索筋膜和提睾肌分离至内侧和外侧，并用蓝色橡皮管分别向两侧牵拉（图 3.6）。这样能够很好地暴露精索内的输精管和血管。

在进一步分离和处理精索之前，用 20MHz 的显微血管多普勒超声（Vascular Technology——Nashua，NH）检测精索内的动脉（图 3.7）。处理精索时可能引起动脉血管的痉挛，所以在分离结扎之前使用多普勒超声检测动脉的数量和位置。如果

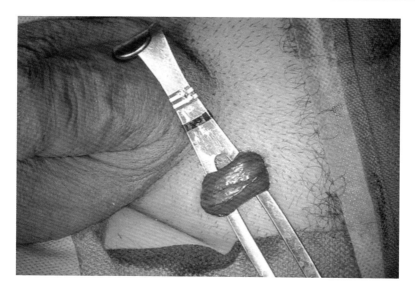

图3.4　将精索分离出皮肤切口后，用皮肤拉钩垫在精索下面

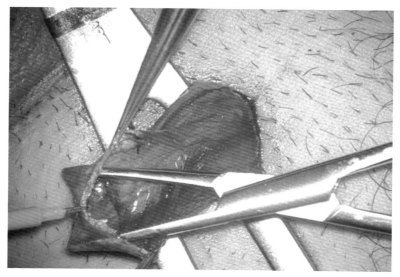

图3.5　在显微镜下，用电刀沿着精索的方向切开精索外筋膜、提睾肌和精索内筋膜

出现动脉痉挛，将罂粟碱（30mg/ml）与生理盐水按 1：5 比例稀释后，用带有 24G 动脉套管针的 5ml 注射器洒在血管表面有助于在多普勒超声下辨别动脉。

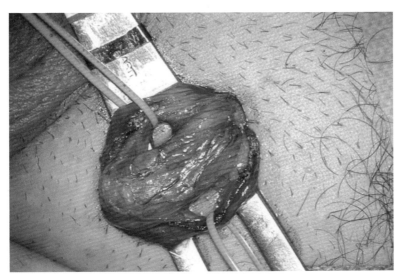

图3.6　将精索筋膜和提睾肌分离至内侧和外侧，并用蓝色橡皮管分别向两侧牵拉

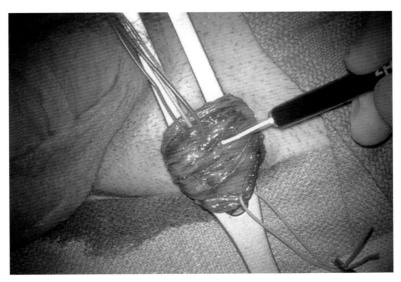

图3.7　用20MHz的显微血管多普勒超声（Vascular Technology——Nashua，NH）检测精索内的动脉

技术要点

分离精索的目的在于：①确认并保护输精管和输精管的血管；②确认并保护精索内动脉；③尽量保留淋巴管；④结扎和分离蔓状静脉丛中所有的静脉以及提睾肌中曲张的静脉。

作者习惯用蚊式钳进行分离操作。一些外科医生习惯用弯血管钳进行钝性分离操作。显微镊是必需的，我们习惯用 20.32cm（8 英寸）Pierse 型号的显微镊。我们通常先游离输精管和输精管的血管（图 3.8），以避免损伤这些重要的结构。然后开始在显微镜下分离并游离精索内动脉，同时用 4-0 丝线或钛夹（Horizon ™）结扎增粗的静脉并用显微剪（westcott scissor）从中间剪断。推荐使用多普勒超声探针来判断结扎的血管或组织是否为动脉，同时也可以确认精索内的动脉血供是否充分。将多普勒超声确认含有动脉波形的血管束用红色血管线牵拉出来，以避免分离时损伤动脉。精索内动脉在静脉丛中的分布有规律，通常与静脉或淋巴管伴行。一旦将包含动脉的血管束游离出来以及将精索大致分离后，再仔细分离单个的血管束。

为了将动脉与其他结构分开，一些手术技巧可能很有帮助。一种尖头的显微镊可以将黏附在动脉上的静脉分离出来（图 3.9）。该操作必须在所有结构都能清楚显示的情况下进行，因为尖头的器械很容易损伤动脉壁。从动脉上分离出来的小静脉可以用双极电凝结扎。一定要避免使用单极电凝，因为电流会传导至下面的动脉。

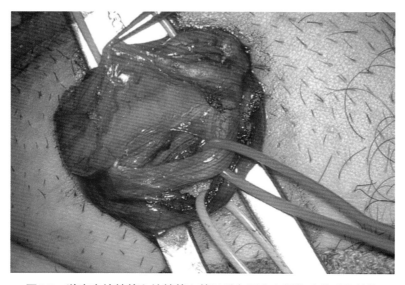

图3.8 游离出输精管和输精管血管以避免不小心损伤这些重要结构

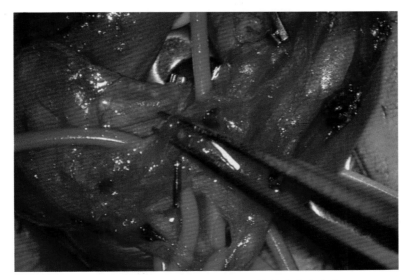

图3.9　可以用显微镊将动脉上附着的静脉分离出来

一种尖头的双极电凝镊也可以用来分离动脉上的组织结构，这样在电凝这些组织的时候就不用更换器械。从动脉上分离出来的小淋巴管可以保留。

在分离蔓状静脉丛并游离和保护动脉的时候应注意观察淋巴管。淋巴管通常位于精索内筋膜下面或位于精索内动脉旁边。为了预防术后鞘膜积液，至少需要保留1~2支淋巴管，作者习惯游离出至少4~5支，之后还需要保留那些明显的淋巴管，但没有必要过度寻找更多的淋巴管，因为只要保留了数支淋巴管，鞘膜积液的发生率就很低了。有时很难将小的淋巴管与静脉区分开，此时可以先探查其余地方的血管，之后再重新检查该处可能会有帮助；当然如果已经保留了数支明显的淋巴管也可以直接将其结扎。

在完全分离精索内筋膜下的血管结构并保留了输精管、输精管血管、淋巴管和精索内动脉之后，再处理精索筋膜和提睾肌上的静脉。这两束组织之前用蓝色橡皮管牵拉至外侧和内侧。多普勒超声可用于检测明显的动脉搏动波形，但也常不能确定。寻找并保护偶然发现的粗大的提睾肌动脉。只要保留了足够的精索内动脉，就可以放心地结扎和分离提睾肌纤维。通常采用丝线双线结扎，锐性切断（图 3.10）。作者通常保留 1/3~1/2 的提睾肌纤维仅被结扎，而不离断。这样做可以保留同侧睾丸的提睾反射，还可以保护精索内动脉免受牵拉损伤。在提睾肌内可发现明显的曲张静脉，所以结扎提睾肌内的静脉能够降低精索静脉曲张的复发率。一些外科医生习惯将睾丸提出来并结扎睾丸引带静脉，但这不是必须的，因

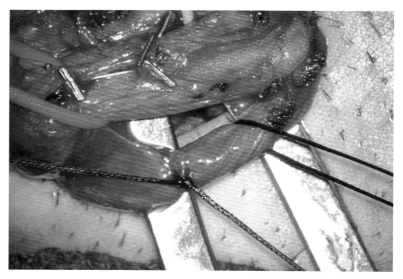

图3.10　分离结扎提睾肌纤维。图中所示为典型的丝线双线结扎和锐性离断

为目前显微镜手术的术后复发率已经很低了。目前的研究数据表明睾丸引带静脉结扎与否对预后没有影响[22-23]。

并发症

精索静脉结扎术后可能的并发症并不多，而且严重并发症很少。主要的并发症有切口感染，睾丸鞘膜积液形成，精索静脉曲张持续存在或复发，还有极少的情况是睾丸萎缩。腹股沟切口手术还可能出现阴囊麻木或长久的疼痛[2]。

最近的随机临床试验表明开放手术、腹腔镜手术和显微镜手术在术后受孕率和精液质量改善方面结果相近，但是显微镜外环下精索静脉结扎术后的复发率和睾丸鞘膜积液发生率最低，其他作者也得到了同样的结论[24-25]。对于显微镜外环下精索静脉结扎术，术后精索静脉曲张的复发率小于1%，鞘膜积液的发生率也小于1%。非显微镜手术术后最常见的并发症包括精索静脉曲张未改善和复发（5%～20%）以及鞘膜积液形成（3%～39%）[17, 26-27]。即便是显微镜手术，也可能发生损伤精索内动脉的情况，并影响精液质量，伴或不伴睾丸萎缩[28-29]。但损伤精索内动脉后引起损伤的严重程度并不一致，这可能是因为睾丸的一部分血供来自于输精管动脉和提睾肌动脉。

预后

精索静脉结扎术后的成功率可以通过精液参数的改善以及最终是否自然受孕来评价。通常，精索静脉曲张被认为对精液参数有影响，降低多数甚至所有的指标。精索静脉曲张患者术后的精子密度、活力和形态都有可能得到改善。Boman 等在 2008 年的一项回顾性研究中分析了 69 位行精索静脉结扎的弱精症患者，发现总的活动精子数明显改善（39 000 000 比 30 000 000），而且与 49 位没有行精索静脉结扎手术的患者相比自然受孕率升高了 1 倍（65% 比 32%）[30]。大量研究证实了精索静脉结扎术后精子数量和密度的改善。1994 年 Schlesinger 总结了 16 篇文献，其中 12 篇文献显示精索静脉结扎术后精子密度显著改善。但是，一些早期的研究包括了一部分精液参数基本正常的男性。一些研究显示中重度少精症（每毫升精液中精子为 5 百万至 1 千万或者更少）患者术后精液参数改善的机会较小 [17, 31-32]。其他前瞻性的研究 [33] 分析了术前每毫升精液中精子为 5 百万至 2 千万的患者，行高位精索静脉结扎术和等待观察的患者相比，发现精子密度、活力、形态和受孕率（60% 比 10%）都得到了显著改善。

关于精索静脉结扎术后的受孕率，Marmar 等使用改良的 Meta 分析研究了精索静脉曲张和精液参数异常患者的自然受孕率。精索静脉结扎手术组受孕率明显高于非手术组（33% 比 15.5%）[27]。目前，有一项随机临床试验正在评估显微镜下精索静脉结扎术对临床可触及的精索静脉曲张和精液参数异常患者的作用，但还没有完成。

精液质量的另一个评价指标是精子 DNA 碎片分析（sperm DNA fragmentation assay，SDFA）。有研究显示精索静脉曲张与异常 SDFA 相关 [34-35]，精索静脉结扎手术可能会改善 SDFA 参数 [36-38]。精索静脉结扎术对精子 DNA 损伤的影响是目前很有意义和热门的课题。

结论

尽管一直有持怀疑论者，但精索静脉结扎术在男性不育方面的作用显而易见。筛选出合适的患者非常重要。根据已有的证据，男性不育患者合并可触及的精索静脉曲张并且至少有一项精液参数异常时，应考虑手术治疗。目前显微镜外环下精索静脉结扎术并发症发生率很低，大部分患者精液参数能够得到改善，并有希望自然受孕。

（袁亦铭　郑卫　译）

参考文献

1. Gorelick JI, Goldstein M. Loss of fertility in men with varicocele. Fertil Steril. 1993;59(3):613–6.
2. Medicine, A.U.A.a.A.S.f.R. Report on varicocele and infertility. http://www.auanet.org (2001). Accessed 9 Jan 2011.
3. Dubin L, Amelar RD. Etiologic factors in 1294 consecutive cases of male infertility. Fertil Steril. 1971;22(8):469–74.
4. Tulloch WS. Varicocele in subfertility; results of treatment. Br Med J. 1955;2(4935):356–8.
5. Wright EJ, Young GP, Goldstein M. Reduction in testicular temperature after varicocelectomy in infertile men. Urology. 1997;50(2):257–9.
6. Dada R, Gupta NP, Kucheria K. Spermatogenic arrest in men with testicular hyperthermia. Teratog Carcinog Mutagen 2003; Suppl 1:235–43.
7. Jung A, Schuppe HC. Influence of genital heat stress on semen quality in humans. Andrologia. 2007;39(6):203–15.
8. Pryor JL, Howards SS. Varicocele. Urol Clin North Am. 1987;14(3):499–513.
9. Braedel HU, et al. A possible ontogenic etiology for idiopathic left varicocele. J Urol. 1994;151(1):62–6.
10. Graif M, et al. Varicocele and the testicular-renal venous route: hemodynamic Doppler sonographic investigation. J Ultrasound Med. 2000;19(9):627–31.
11. Tanrikut C, Goldstein M. Varicocele repair for treatment of androgen deficiency. Curr Opin Urol. 2010;20(6):500–2.
12. ASRM, A.a. Report on varicocele and infertility. http://www.auanet.org (2001). Accessed 9 Jan 2011
13. Kass EJ, Belman AB. Reversal of testicular growth failure by varicocele ligation. J Urol. 1987;137(3):475–6.
14. Paduch DA, Niedzielski J. Repair versus observation in adolescent varicocele: a prospective study. J Urol. 1997;158(3 Pt 2):1128–32.
15. Steckel J, Dicker AP, Goldstein M. Relationship between varicocele size and response to varicocelectomy. J Urol. 1993;149(4):769–71.
16. Sigman M, Jarow JP. Ipsilateral testicular hypotrophy is associated with decreased sperm counts in infertile men with varicoceles. J Urol. 1997;158(2):605–7.
17. Dubin L, Amelar RD. Varicocelectomy: 986 cases in a twelve-year study. Urology. 1977;10(5):446–9.
18. Rothman CM, Newmark 3rd H, Karson RA. The recurrent varicocele–a poorly recognized problem. Fertil Steril. 1981;35(5):552–6.
19. Lipshultz L, TAJ, Khera M. Surgical management of male infertility. In: Campbell-Walsh urology. 9th ed. Chapter 20. New York: W.B. Saunders; 2007 pp. 659.
20. Homonnai ZT, et al. Varicocelectomy and male fertility: comparison of semen quality and recurrence of varicocele following varicocelectomy by two techniques. Int J Androl. 1980;3(4):447–58.
21. Niedzielski J, Paduch DA. Recurrence of varicocele after high retroperitoneal repair: implications of intraoperative venography. J Urol. 2001;165(3):937–40.
22. Goldstein M, et al. Microsurgical inguinal varicocelectomy with delivery of the testis: an artery and lymphatic sparing technique. J Urol. 1992;148(6):1808–11.
23. Ramasamy R, Schlegel PN. Microsurgical inguinal varicocelectomy with and without testicular delivery. Urology. 2006;68(6):1323–6.
24. Al-Kandari AM, et al. Comparison of outcomes of different varicocelectomy techniques: open inguinal, laparoscopic, and subinguinal microscopic varicocelectomy: a randomized clinical trial. Urology. 2007;69(3):417–20.
25. Watanabe M, et al. Minimal invasiveness and effectivity of subinguinal microscopic varicocelectomy: a comparative study with retroperitoneal high and laparoscopic approaches. Int J Urol. 2005;12(10):892–8.

26. Szabo R, Kessler R. Hydrocele following internal spermatic vein ligation: a retrospective study and review of the literature. J Urol. 1984;132(5):924–5.

27. Marmar JL, DeBenedictis TJ, Praiss D. The management of varicoceles by microdissection of the spermatic cord at the external inguinal ring. Fertil Steril. 1985;43(4):583–8.

28. Silber SJ. Microsurgical aspects of varicocele. Fertil Steril. 1979;31(2):230–2.

29. Steinberger E, Tjioe DY. Spermatogenesis in rat testes after experimental ischemia. Fertil Steril. 1969;20(4):639–49.

30. Boman JM, Libman J, Zini A. Microsurgical varicocelectomy for isolated asthenospermia. J Urol. 2008;180(5):2129–32.

31. Matkov TG, et al. Preoperative semen analysis as a predictor of seminal improvement following varicocelectomy. Fertil Steril. 2001;75(1):63–8.

32. Kamal KM, Jarvi K, Zini A. Microsurgical varicocelectomy in the era of assisted reproductive technology: influence of initial semen quality on pregnancy rates. Fertil Steril. 2001;75(5):1013–6.

33. Madgar I, et al. Controlled trial of high spermatic vein ligation for varicocele in infertile men. Fertil Steril. 1995;63(1):120–4.

34. Blumer CG, et al. Effect of varicocele on sperm function and semen oxidative stress. BJU Int. 2012;109(2):259–65.

35. Blumer CG, et al. Sperm nuclear DNA fragmentation and mitochondrial activity in men with varicocele. Fertil Steril. 2008;90(5):1716–22.

36. La Vignera S, et al. Effects of varicocelectomy on sperm DNA fragmentation, mitochondrial function, chromatin condensation, and apoptosis. J Androl. 2012;33(3):389–96.

37. Smit M, et al. Decreased sperm DNA fragmentation after surgical varicocelectomy is associated with increased pregnancy rate. J Urol. 2010;183(1):270–4.

38. Werthman P, et al. Significant decrease in sperm deoxyribonucleic acid fragmentation after varicocelectomy. Fertil Steril. 2008;90(5):1800–4.

第四章　输精管吻合技术

Kalen Rimar · Landon Trost · Robert E. Brannigan

译者按　凭借较高的再通率和受孕率，显微外科输精管吻合术目前已经成为输精管再通手术的首选术式。根据译者的经验，双层吻合法要明显优于单层吻合法，这可能得益于前者术后吻合口张力小，精液不容易外溢。至于内环口处或内环口以上水平的高位输精管梗阻，术中有时很难找到远睾段输精管，即使能够找到，由于输精管长度有限，很难将其牵入腹股沟管内行输精管吻合。如果配合腹腔镜寻找并充分游离远睾段输精管，并由腹股沟管后壁将其引出行吻合，可大大提高手术成功率。

摘要　每年约有 500 000 例输精管结扎术在美国实施。据估计，其中有 6% 的人最终会行输精管复通术[1-2]。自从 William Quinby 于 1919 年实施第一例输精管吻合术以来[3]，手术操作方法不断改进，早期需要借助支架植入或者低倍放大镜的输精管吻合技术基本上已被标准的显微外科技术所替代。手术显微镜可视化和稳定性的改进，使其能够胜任管径仅 0.3mm 的纤细的输精管的对接吻合。本章简述了输精管修复手术的历史，介绍显微外科输精管吻合术中作者喜欢采用的操作技术，以及一些基于循证医学的术前和术后护理的建议。

关键词　输精管吻合术；输精管复通术；显微外科；外科技术

引言

每年约有 500 000 例输精管结扎术在美国实施。据估计，其中 6% 的人最终会行

K. Rimar , B.A., B.S.
Department of Urology , Feinberg School of Medicine, Northwestern University ,
251 East Huron St , Chicago , IL 60611 , USA

L. Trost , M.D.
Department of Urology , The Mayo Clinic , 200 First St SW , Rochester , MN 55905 , USA
R. E. Brannigan, M.D. (⌧)
Department of Urology , Feinberg School of Medicine, Northwestern University ,
Galter, Suite 20-150, 675N. Saint Clair St , Chicago , IL 60611 , USA
e-mail: r-brannigan@northwestern.edu

J.I. Sandlow (ed.), *Microsurgery for Fertility Specialists: A Practical Text*,
DOI 10.1007/978-1-4614-4196-0_4, © Springer Science+Business Media New York 2013

输精管复通术 [1-2]。自从 William Quinby 于 1919 年实施第一例输精管吻合术以来 [3]，手术操作方法不断改进，早期需要借助支架植入或者低倍放大镜的输精管吻合技术基本上已被标准的显微外科技术所替代。手术显微镜可视化和稳定性的改进，使其能够胜任管径仅 0.3mm 的纤细的输精管的对接吻合。本章简述了输精管修复手术的历史，介绍显微外科输精管吻合术中作者喜欢采用的操作技术，以及一些基于循证医学的术前和术后护理的建议。

输精管复通术简史

Edward Martin 博士于 1902 年报道了首例人输精管修复术——输精管附睾吻合术 [4]。Martin 对男性不育研究很感兴趣，坚持为继发于附睾炎的梗阻性无精子症男性实施这种手术 [5]。手术中，Martin 切开附睾，一旦发现有乳白色液体流出，即用四根细银线行输精管附睾吻合术 [4]。在一组小样本研究中，他为 11 例附睾梗阻患者实施了输精管附睾吻合术，术后复通率和受孕率分别达到 64% 和 27%[4]。

1919 年 Quinby 报告了首例输精管输精管吻合术，患者于 8 年前行输精管结扎术 [6]。在行输精管输精管吻合时，管腔内留置一根丝线，术后再将其拔除 [6]。几十年后，Quinby 的助手 O'Conor 采用相同的技术为 14 位输精管结扎术后男性实施输精管复通手术，术后复通率为 64%[6]。也许意识到了这种单一外科小组研究结果的局限性，O'Conor 决定对全国范围内输精管复通的临床实践进行评估。在同一篇论文中，O'Conor 就输精管复通手术对 1240 位外科医生进行了调查，有750 位医生给予回复，其中仅有 135 位医生对这一术式有经验。全国平均复通率为38%，远低于此前报道的复通率 [6]。

20 世纪 60 年代，实施输精管结扎术的病例数量明显增多，导致后来输精管复通术的数量也随之增加 [7-8]。随着越来越多的外科医生开始熟悉并开展输精管吻合术，这一术式在技术操作上开始出现一些微妙的改变。低倍放大镜的应用迅速普及，这使得输尿管管腔的辨识更为清晰，黏膜的对合更为精确。Amelar，Dubin 和Schmidt 均对低倍放大镜在输精管吻合术中的应用做过介绍 [9-11]。与此同时，很多医生在术中留置管腔内支架，以确保术后输精管通畅。Dorsey 介绍使用 Dermalon单丝尼龙缝线作为吻合口内置支架，并在术后 12~14 天时拔除 [11]。尽管所用支架对人体而言为异物，增加了感染的风险，但在一些小样本研究结果中的确显示支架的应用可提高复通率和受孕率，这一技术运用了 30 多年 [12-14]。然而，直到 20 世纪70 年代后期，随着显微外科输精管吻合术的出现，支架的应用才大大减少。

显微外科手术方法

显微外科输精管吻合技术开始应用于临床要归功于 Owen 和 Sliber，他们于 1977 年各自发表文章介绍了这种手术方法，而早在 1975 年，Sliber 就首次为患者实施了该手术 [15-17]。尽管动物实验常使用单层吻合的手术方法，但 Sliber 强烈推荐使用双层吻合技术，他注意到近睾端输精管管腔因此前的梗阻而扩张，与梗阻远侧输精管管径不一致 [18]。故而，双层吻合技术可有助于保证吻合口管腔对合紧密并且防止精液外漏。Sliber 报告的手术方法包括用精细镊子扩张输精管近端吻合口，然后在显微镜 16~25 倍下用 9-0 尼龙线进行吻合。黏膜层缝合 6~7 针后，仔细检查吻合口处有无撕裂、缝隙以及是否匀称一致。然后缝合浆肌层，确保吻合口严密。Sliber 报告 42 位患者应用这种手术方法，术后复通率达到 91% [16]。尽管结果喜人，但是也有人在肉眼下行输精管吻合获得了同样的复通率 [19-20]。

Lee 和 McLoughlin 通过对 87 位输精管结扎术后患者实施输精管复通术，直接对肉眼直视手术方法和显微外科手术方法进行比较 [21]。鉴于显微外科手术的学习曲线非比寻常，他们研究的主要目的是为了明确显微外科手术方法能否带来切实的临床效益。他们在肉眼直视下手术时采用的是单层吻合，单丝尼龙线作支架，支架于术后 7~14 天拔除，结果术后复通率和受孕率分别为 90% 和 46%。而显微外科手术时则采用双层吻合，术后复通率和受孕率分别为 96% 和 54%。Lee 这篇里程碑式的论文一经发表，大量类似的研究纷纷对这一研究结果进行了证实，即显微外科输精管复通手术的确可以获得更高的复通率和受孕率。

适应证

输精管结扎术目前仍然是导致输精管梗阻的最常见原因，其他少见的病因还包括意外损伤和炎症导致的梗阻。与 IVF 和 ICSI 相比，显微外科输精管吻合术已经显示了较高的成本效益比，但也并非适用于所有梗阻性无精症患者 [25-29]。美国 AUA 有关不育的最新指南中罗列了影响显微外科输精管吻合术后受孕率的一些因素，包括输精管梗阻时间超过 15 年，女性配偶年龄超过 37 岁，女性配偶有输卵管疾病史或曾行输卵管结扎。存在上述问题的患者，行显微外科输精管吻合术后成功受孕的概率很低，应劝其慎重考虑或鼓励其接受辅助生殖技术 [30]。

由于女性生育能力在 35 岁后会大幅度下降，应告知患者对手术和辅助生殖技术的功效保持理性的期望值，这一点非常重要。由于输精管复通术后平均受孕时间为 12 个月，因此在决定选择何种治疗方法最为合适时应把这一因素考虑在内 [31-32]。同样的，大于40岁的女性接受辅助生殖治疗（包括 IVF 和 ICSI），成功率也会明显降低。

患者人口统计资料

影响输精管复通最重要的预测因素是男性在行输精管切除术时的年龄，研究证实年轻男性（20~29岁）实施输精管切除术是导致将来复通失败的最大风险因素 [2, 8, 35]。由于接受输精管切除后复通术的最大群体是再婚者，因此离婚男性在咨询输精管切除术时需要告诉这一事实。其他要求复通的情况包括孩子死亡或者想多生孩子。这些发现告诉我们，对于要行输精管切除术的患者，尤其是年轻男性或离婚男性，有必要提供详细的专业咨询。

临床评估

经证实有生育能力的健康男性，需要进行一次小的术前评估。建议对患者进行全面的病史采集与查体，其中的某些发现可能会影响手术的方式和预后。输精管梗阻的持续时间是病史中最重要的一项，它是目前预测患者预后的最佳指标 [32]。盆腔手术史、腹股沟区手术史或输精管切除术相关并发症（血肿、感染）会增加输精管其他部位梗阻的风险，这类患者在手术中可能会碰到更多技术性的挑战，包括输精管附睾吻合术（epididymovasostomy，EV）。Parekattil 及其同事根据患者年龄和输精管梗阻持续时间等病史资料，建立了一个是否需要实施输精管附睾吻合术的预测模型，试图术前明确哪些患者可能需要行输精管附睾吻合术 [36-37]。尽管这个预测模型的敏感性和特异性分别可达 100% 和 58%，但最终决定实施输精管吻合术还是输精管附睾吻合术，主要还是依据术中的具体情况而定，这限制了该模型的临床应用。

完整的查体内容必须包括睾丸、附睾以及输精管的触诊。确定有睾丸萎缩的患者需要检测血清 FSH 水平，倘若术前发现 FSH 升高，提示可能存在生精功能障碍。Hsiao 等注意到，伴有 FSH 水平升高的患者，在行输精管复通术后为了成功受孕，需要借助辅助生殖技术的可能性大大增加 [38]。1997 年 Mulhall 等报告指出，对同时存在严重精索静脉曲张的输精管梗阻患者，在行输精管吻合术时应考虑同时行精索静脉结扎术 [39]。近睾端输精管长度增加以及精子肉芽肿的出现是提示输精管复通术预后良好的重要因素，因为两者均可减小来自输精管结扎断端的反压，从而缓冲附睾内的压力，使附睾继发性损伤的可能性降低 [40-43]。附睾硬结或附睾饱满均提示可能存在附睾梗阻，可能需要行输精管附睾吻合术。

实验室检查

常规实验室检查通常并不需要。然而，对有精液分析异常、性功能受损、睾丸萎缩或者其他有内分泌疾病临床表现的患者，应检测 FSH 和睾酮水平。抗精子抗体（anti-sperm antibodies，ASA）和生育能力之间的相关性仍存在争议。由于大部分男性在输精管结扎术后可产生 ASA[31, 34]，因此在复通手术前并不常规检测血清 ASA。此外，血清 ASA 存在的临床意义尚不确定。

影像学检查

对于大多数输精管结扎术后患者，输精管梗阻已经明确，术前无需行影像学评估。然而，对于怀疑有输精管道炎性梗阻或医源性损伤的患者，术中行输精管造影术可进一步了解输精管远睾段、同侧精囊以及射精管的情况，这有助于发现其他可能梗阻的区域。由于输精管造影术可能导致瘢痕形成，因此只在复通重建术时进行。一种替代输精管造影术的方法是在输精管横断后经管腔内向腹部方向注入 10ml 生理盐水。如果注水遇到阻力，则在所注入的生理盐水中加入靛蓝胭脂红，观察尿管导出的尿液中是否染色，如果尿液颜色并无改变则改行输精管造影。如怀疑患者有射精管梗阻，术前应行经直肠超声检查[45]。

女方因素

男性在行输精管吻合术前应建议其女性配偶同时到妇产科检查，尤其是尚未证实有生育能力的女性、高龄女性（> 35 岁）或者有盆腔或腹部手术史的女性。正如前述，对于先前患有输卵管疾病的女性，应做 IVF 和 ICSI 评估，以替代男性输精管复通术[30]。

手术方法

麻醉和体位

尽管局部麻醉、区域阻滞麻醉和全身麻醉均适用于输精管复通术，但多数专科医师选择全身麻醉，以减少患者的移动并使患者在术中更加舒适。麻醉方式由手术医生与患者共同商定，与手术所花费的时间和手术操作所需要的精确度密切相关。术前 1 小时给予单次静脉注射预防剂量的抗生素。

患者取仰卧位，在身体受压点处填塞合适的垫子。为了方便将手术显微镜置于合适位置，患者的手臂应收拢于身体两侧。脚部扩展用来将患者固定于手术床上的特定位置，以方便主刀医生和助手坐于患者两侧，并使台下的膝盖保持舒适。阴囊和阴茎部位按常规消毒方法进行剃毛和准备。如果需要，可将阴茎指向头部方向，使其隐藏于手术野之外。手术显微镜机头应垂直置放于手术台上方，与阴囊部位相距 20.32cm（8 英寸）。确保脚踏板位于主刀医生和助手可及的范围之内。医师的肘部和手腕应轻轻地摆放在手术区域的物体上并保持休息姿势，这有助于稳定操作。

切口与显露

在单侧阴囊前方相当于输精管结扎位置处做纵向切口，向深部锐性分离并电凝止血。一般情况下，1cm 长的切口足够游离输精管两断端所用。某些特殊情况下，因不易触及输精管断端或两断端分离空隙过大，此时需要延长手术切口，并将睾丸牵出切口。手指触诊可确定输精管结扎断端的位置。用巾钳夹起靠近睾丸的输精管并轻轻向下牵拉。将弯虹膜剪穿过输精管后方，打开一通道，助手由此通道放置一蚊式钳，仔细分离输精管外膜，保留输精管周围的脉管系统。最好用双极电凝器进行止血，以免损伤输精管。在计划横断位置下游 1~2cm 处用一根 5-0 铬制缝线做牵引。在准备横断处用一 2mm 有槽神经固定钳固定输精管，尽量避免张力过大，然后用 Dennis 刀片迅速通过切割槽以 90° 角横断输精管。如准备横断的部位位于输精管螺旋段，应仔细选择横切点，并用神经固定钳进行固定，以防止切割形成斜面管腔，这一点非常重要。远睾段输精管的显露和分离方法与近睾段相同。对应于原结扎部位一侧的输精管用 4-0 尼龙线结扎。远睾段输精管用 3 个 0.12 夹子固定成三角形，显露输精管断端管腔，并用显微镊轻轻扩张。然后用 24F 血管导管插入远睾端管腔并注水冲洗，以证实远睾段管腔是否通畅。如注水遇到阻力，在冲洗液中加入靛蓝胭脂红，如患者引流的尿液无染色，则需要行输精管造影术。另外，可将一根 0 号尼龙线经输精管远睾断端插入管腔，试探前行直至阻塞位置，这有助于计算阻塞部位与原输精管结扎处的距离。

输精管输精管吻合术与输精管附睾吻合术

在离断和确认输精管通畅后，根据输精管近睾端管腔内液体的性状来决定到底施行输精管输精管吻合术还是输精管附睾吻合术。应从输精管中挤出液体并置于载玻片上。如果液体非常黏稠，则需用盐水进行稀释。如果输精管液黏稠似奶油状，或无输精管液被挤出，则通常需要施行输精管附睾吻合术。若输精管液黏稠且只存在精子头部，也适合行输精管附睾吻合术，其受孕率和复通率与行输精管吻合术相仿[46]。输精管吻合术研究组（Vasovasostomy Study Group，VVSG）根据输精管液在直视和显微镜下的外观进行分级，并将分级与术后复通率和受孕率联系起来，见表4.1[32]。

在复通手术中提取精子冻存是一个不错的选择。然而，有两项研究显示，对所有实施输精管结扎后复通术的患者常规行精子冻存既无必要也无有利的成本效益[47-48]。其中第一项研究建议，如果患者不愿意接受更多的手术，或者患者很有可能施行输精管附睾吻合术，又或者患者明确计划继续进行 IVF/ICSI，则应鼓励患者在复通手术中提取精子冻存[47]。而第二项研究则建议，对于需要行双侧输精管附睾吻合术的患者和那些需根据术前咨询和术中发现才能决定实施输精管输精管吻合术还是输精管附睾吻合术的患者，也应鼓励其行精子冻存[48]。

吻合术

如果决定实施输精管输精管吻合术，则需要先将新的输精管断端对拢。外科医师的偏好决定手术的方式（输精管外膜缝合固定线或使用输精管对合钳）。用 5-0 PDS 缝线穿过两断端疏松的外膜，用缝合牵引线把输精管两断端固定在某一位置以便于无张力吻合。保证输精管断端对称整齐也是外科医师优先考虑的，这有助于保

表4.1　精子分级和相关的成功率（取得Belker等的许可）

精子级别	级别描述	射精恢复率（%）	受孕率
级别1	形态正常、运动的精子占大多数	94	63
级别2	形态正常、不运动的精子占大多数	91	54
级别3	精子头部占大多数	96	50
级别4	只有精子头部	75	44
级别5	无精子	60	31

此表在《泌尿学杂志》发表[32]©Elsevier. 1991

证术后复通率。

传统的输精管端端吻合方式是双层吻合。在原输精管结扎部位横切输精管，形成远、近两断端，以备吻合所用（图4.1）。外层吻合是用三根9-0尼龙针线分别在5、6和7点位置上，穿过输精管肌层和外膜行间断缝合（图4.2）。内层吻合用三根10-0尼龙针线分别在5、6和7点位置上穿过黏膜层行间断缝合（图4.3）。每缝完一针立即打结、剪线。剩余的内层缝线先不要打结，内层一周总计要用10-0尼龙针线缝合6~8针（图4.4），等全部缝合完毕后一并打结并剪线（图4.5）。缝合内层时应将少量肌层组织包括在内，这有助于防止吻合口撕裂。如果黏膜层不易辨认，可以点一滴靛蓝胭脂红帮助显示。亚甲蓝可降低精子活动度，应避免使用[49]。用9-0尼龙针线间断缝合外层多针，环绕一周完成外层缝合（图4.6）。内层吻合结束时应该做到密不漏水、毫无张力。

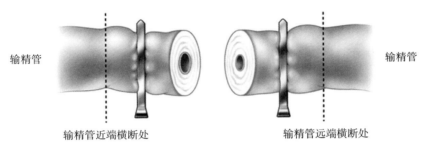

输精管　　　　　　　　　　　　　　　　　　　输精管

输精管近端横断处　　　　　　　　　　　输精管远端横断处

图4.1　输精管切除术的部位已被横断，为行输精管吻合术做准备

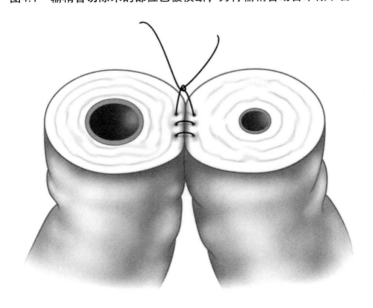

图4.2　外层缝合第三针

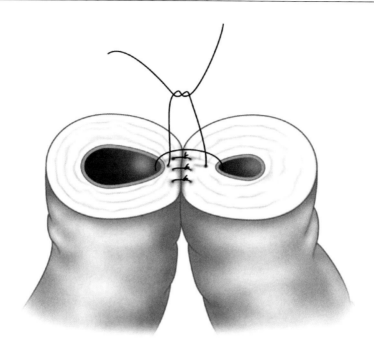

图4.3　外层缝合已完成前三针，内层缝合的第一针正在准备打结

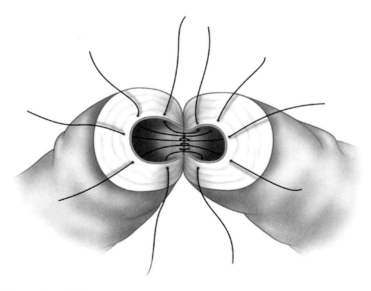

图4.4　内层的前三针已经缝合并打结，其他内层缝线已穿入，未打结

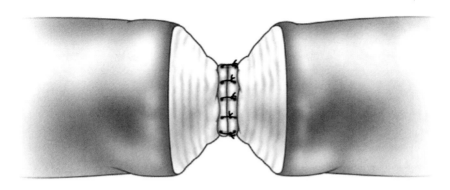

图4.5　内层缝合已结束，但是外层缝合未完成

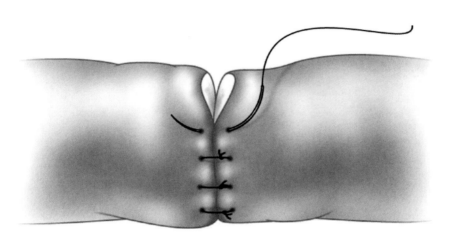

图4.6　完成输精管吻合术的外层吻合

其他吻合方法

单层输精管吻合术文献中早有介绍[50]，这种吻合方法的优点是操作简单和手术时间缩短[51]。对比显微外科单层吻合与双层吻合两种术式的回顾性研究结果发现，术后复通率和受孕率基本相同[32, 52]。到目前为止，仍缺乏针对这两种吻合技术的前瞻性随机对照研究，至于采用何种术式主要凭手术医师的偏好。

微点标记技术最早由 Glodstein 及其同事提出[52]，是一种有助于精确缝合的显微外科技术。在输精管远、近两断端的断面上，于 3、6、9、12 点分别描记微点做

51

标记，微点位于管壁黏膜层与浆膜层边缘之间居中位置。另外再增加四个微点，分别位于原先四个微点之间。借助微点的指示，10-0 尼龙针线缝合内层 8 针，9-0 尼龙针线缝合外层 8 针，从而完成整个吻合过程。仔细缝合内层以保证在微点中心处出针。还可以将输精管鞘对拢并用 6-0 尼龙针线间断缝合 6~8 针。据说这种方法的优势在于将缝合计划与缝合过程分离开来。Goldstein 等报告，这种方法特别有助于处理输精管两断端管径存在明显差异的情况。对于这种观点至今仍无其他研究进行证实，尽管如此，用微点标记技术和传统显微外科输精管吻合术所获得的复通率和受孕率相似 [52]。

术中因素

术中碰到的一些偶然情况可能会使手术方案作稍许改变。较长的输精管缺损需要将输精管远睾段与近睾段彻底松解，以保证无张力吻合。钝性游离输精管，使其从精索结构中分离出来，直至腹股沟外环口水平。将输精管与附睾分离开可进一步延长近睾端输精管的长度，但要注意避免损伤附近输精管、附睾和睾丸的供应血管。极少数患者，在腹股沟管内找不到远睾段输精管，此时则需要在腹膜后寻找并松解输精管。游离深部的腹壁下动脉和静脉穿支，寻找由这些血管下绕过通向精囊的输精管。游离这部分输精管并将其置于耻骨联合上方。Buch 等用此方法可将输精管长度增加 5.83±0.65cm[53]。

如果靠近附睾的输精管段有缺损，则需要实施输精管螺旋部吻合术（convoluted vasovasostomy，CVV），由于该段输精管肌层很薄，输精管管径不一致，输精管螺旋部吻合术的技术要求很高。解剖游离该段输精管时应避免医源性损伤并注意保护自身血供。横断输精管时应避免切成呈斜面的管腔。如果管腔呈斜面，应在间隔 1mm 处再次横断输精管螺旋部，以保证最佳的横切面 [54]。

需要行输精管交叉吻合的患者极少，这种技术适用于一侧腹股沟管段输精管梗阻伴对侧睾丸萎缩的患者。一侧腹股沟管段输精管或射精管梗阻伴对侧附睾梗阻的患者，同样也可采用此手术方式。萎缩睾丸一侧的输精管需在螺旋部与直段交接部位横断。对侧输精管要向梗阻部位游离。切口选在阴囊中隔处，输精管拉向萎缩睾丸一侧。然后按先前叙述的方法进行吻合。

关闭切口

完成吻合后，用生理盐水彻底冲洗切口，双极和单极电凝止血。撤除所有牵引线，将睾丸还纳入阴囊内合适的位置。4-0 铬制肠线连续锁边缝合肉膜层。用 4-0 单乔可吸收线水平褥式缝合阴囊皮肤。杆菌肽软膏涂抹切口后，用无菌松软敷料和阴囊托包扎切口。

手术结果

关于显微外科输精管吻合术后复通率和受孕率的报道很多，结果差异较大。对这些结果进行分析难度较大，因为这些数据常来自单个术者，而且所报病例数量较少（表 4.2）。尽管如此，1991 年 VVSG 发布一项显微外科输精管结扎后复通术吻合术的大样本多中心研究结果，研究涉及 1469 位患者，术后复通率和受孕率分别为 86% 和 52%[32]。尽管这一结果比许多来自单个术者的结果差，但该项研究毕竟是迄今为止规模最大的多中心研究。

VVSG 也证实，输精管梗阻的持续时间是术前预测复通成功与否的最重要因素[32]。复通率和受孕率随梗阻持续时间的延长而呈进行性下降趋势：< 3 年（97 例，76%），3~8 年（88 例，53%），9~14 年（79 例，44%），> 15 年（71 例，31%）[32]。精子级别、输精管长度和显微外科重建方式（VV 或 VE）同样对术后复通率有重要影响[32, 40, 55-56]。有趣的是，在显微外科输精管复通术后，若女性配偶仍是原配，则预后会更好[57-58]。

VVSG 精子级别标准是基于有无精子以及精子的形态学而制定的（表 4.1）[32]。通过显微镜下观察给精子评分，分值为 1~5 分。文章作者对精子分级描述进行了介绍，并对其与输精管吻合术后复通率和受孕率的相关性进行了总结[32]。借助精液外观与精子分级，可指导外科医师决定最终施行输精管吻合术还是更为复杂的输精管附睾吻合术。与输精管吻合术相比，输精管附睾吻合术在技术上更为复杂，而且术后复通率与受孕率更低[59]。本书另有一章专门介绍输精管附睾吻合术，内容包括手术方法和术后结果。

最近的研究指出，近睾段输精管残留长度与术中能否出现完整形态的精子有相关性[60]，当近睾段输精管残留长度 > 2.7cm 时，94% 的近睾段输精管液中可找到形态完整的精子；但是当近睾段输精管残留长度不足 2.7cm 时，则只有 85% 的近睾段输精管液中可发现形态完整的精子[60]。连接附睾的近睾段输精管残留长度过短可能会增加管腔中无精子的概率。鉴于此，人们猜测输精管螺旋部吻合术的预后可能不会太好，然而，输精管螺旋部吻合术后的复通率与受孕率与其他部位输精管吻合术相差却并不大[54, 61]。交叉输精管吻合术的复通率与上述相似，但受孕率却明

表4.2 关于输精管吻合术预后比较的研究报告

作者	年份	n	平均阻塞时间（年）	输精管复通（%）	受孕率（%）	备注
Grober等[70]	2011	164		85/89(96)		微创输精管切除再通术
Jee和Hong[71]	2010	50	7.1（显微外科）6.9（放大镜）	显微外科24/25(96) 放大镜18/25(72)	显微外科10/25(40) 放大镜7/25(28)	显微外科与辅助放大镜的结果比较
Patel[61]	2008	106	8.6(曲输精管) 7.7（直输精管）	曲输精管52/53(98)，直输精管36/37(97)		曲输精管与直输精管比较
Bolduc等[41]	2007	605	6.8	首次491/559(88)，再次27/46(59)	首次两年内53% 再次两年内30%	
Hsieh等[72]	2005	74	显微外科8.1，放大镜9.2	显微外科32/35(91)，放大镜25/28(89)	显微外科15/35(43)，放大镜11/28(39)	显微外科与辅助放大镜的输精管切除再通术结果比较
Sandlow和Kolettis[54]	2005	48	10	38/43(88)	15/31(48)	在曲输精管上行输精管切除术
Silber和Grotjan[73]	2004	3904	所有患者小于15年	3,022(89.5)	1,559/1,738(89.7)	
Boorjian[42]	2004	213		196(92)	174(82)	对阻塞时间对输精管切除再通术预后的评估
Kolettis等[74]	2003	46	10	22/27(81)	14/40(33)	配偶年龄大于35岁的预后行输精管切除再通术后
Kolettis等[57]	2003	34	5	27/29(93)	15/25(60)	配偶为原配的预后
Kolettis等[75]	2002	70	14.5	57/74(77)	23/62(37)	阻塞时间大于10年者的预后
Holman等[76]	2000	1817		87	59%（包括再次输精管吻合术）	
Fischer和Grantmyre[51]	2000	40	单层4.7，双层2.9	单层14/17(82)，双层20/23(87)	未报道	预后比较单层缝合与双层缝合的不同
Feber和Ruiz[77]	1999	160		87	50%（患者中行输精管切除术<5年）	
Belker等[32]	1991	1469		865/1,012(86)	421/810(52)	

表4.3　影响输精管吻合术与输精管附睾吻合术预后的因素

临床因素

配偶年龄

行输精管切除术后的时间

需要二次行输精管切除再通术

存在抗精子抗体

配偶之前曾受孕

术中因素

夹闭和缝合两种方式的比较

曲输精管与直输精管的区别

显微外科与借助放大镜相比较

需要输精管附睾吻合术

单层吻合术与双层吻合术比较

输精管液的外观和质量

输精管液中的精子形态和质量

附睾中的分泌物葡萄 α 糖苷酶

精子肉芽肿

单侧输精管吻合术与双层输精管吻合术的比较

显降低[62-63]。影响输精管结扎后复通术预后的因素见表 4.3。

　　大部分复通失败的原因是吻合部位发生梗阻。尽管再次行输精管吻合术后预后依然很好（复通率 57%~78% 和受孕率 32%~44%），然而造成初次手术失败的原因却是手术操作不佳所致[64]。尽管再次输精管吻合具有较高的成本效益比，但是 IVF 和 ICSI 也是不错的选择，对于不想再次手术的患者来说，应该跟其讨论一下有关辅助生殖的问题[64-66]。

随访

　　术后应建议患者穿戴贴身内裤或阴囊托 2 周，以减少活动和肿胀。一些患者发现在手术区间歇性使用冰敷效果不错。术后遵照医嘱给予预防性抗生素。对于输精管吻合术后预防性抗生素的应用问题，目前尚无前瞻性随机对照研究结果可供参考。口服镇痛药，首选麻醉药，其次为非甾体类抗炎药，对于术后止痛都是很好的选择。当患者感觉恢复良好足以胜任工作时，可以指导他们重返工作岗位，这通常在术后 3~5 天时。为了促进愈合，多数泌尿显微外科医生建议患者术后至少 2 周内避免性行为，避免提重物。

第一次精液检查通常在术后 4~8 周，此后大约每 2~3 个月检查一次，直到精子密度和活力达到正常值范围或处于稳定水平为止。在精液质量达到正常后，改为每 4 个月复查一次精液，直至怀孕。术后密切检测精液参数能更早地发现治疗成功与否和（或）吻合部位是否再次梗阻。如果精液分析显示参数呈持续性下降，这可能是吻合处狭窄的早期标志。一旦发现这种情况，许多临床医师会首选抗炎药或口服皮质类固醇，努力缓解这一进程，以保证吻合处的通畅。至今，关于这些药物在术后应用的方法，仍没有前瞻性研究给予评估。

并发症

输精管吻合术的并发症很少见，最常见的是切口感染和阴囊血肿。切口感染需应用抗生素和引流。术中仔细止血，尤其是肉膜层，是避免血肿形成最重要的环节。为了避免输精管吻合处发生撕裂和纤维化，应选择在阴囊低位戳口引流血肿。

输精管吻合术的前景

最近，泌尿外科领域已经迎来技术上的进步，达芬奇机器人系统就是一个成功的例子。很多人认为在输精管结扎后复通术中，运用机器人手术可获得更高的复通率和受孕率，因为它改进了可视化，提高了灵活度，降低了显微器械缝合时的颤动。Parekattil 等率先对此做了前瞻性随机对照试验，在一组包括 90 位患者的研究中，对机器人输精管吻合术和显微外科输精管吻合术进行了比较。结果发现，与同一外科医师施行的显微外科吻合术相比，机器人手术获得了更高的术后复通率和精子质量恢复率[67]。尽管初步的结果令人振奋，但仍需进一步的评估来确定机器人输精管吻合术的真正临床效益和风险。

还有许多人尝试一些新的技术来提高复通率和受孕率，尤其是使输精管吻合处加固的技术，如生物蛋白胶或激光焊接。然而，在应用这些新技术时仍需要缝线缝合吻合处，并且现已发表的数据显示，其预后与传统显微外科技术相比基本相同甚至还要差一些[46,68]。

同时，也有一些技术在尝试减少术后并发症。Grober 等发明的微小切口输精管复通术（mini-incision vasectomy reversal，MIVR），与"无手术刀输精管结扎术"有异曲同工之处。回顾性研究发现，与传统切口的显微外科复通术相比，采用 MIVR 技术（切口长度＜1cm）的复通率和受孕率与前者相同[69]。患者则反映 MIVR 术后疼痛显著减轻，而且恢复更快[69]。作者认为，尽管 MIVR 术后并发症极少，但该技术不可能适用于所有患者（如阴囊或输精管严重纤维化，输精管缺损较多，巨大精子肉芽肿等）。然而，他们坚信为了 MIVR 技术所做的前期努力是值得的，因为即使术中因特殊情况而需要将切口扩大到传统阴囊切口大小，也是相当容易的。

（宋卫东 李广永 译）

参考文献

1. Barone MA, Hutchinson PL, Johnson CH, Hsia J, Wheeler J. Vasectomy in the United States, 2002. J Urol. 2006;176(1):232–6. discussion 236.
2. Potts JM, Pasqualotto FF, Nelson D, Thomas Jr AJ, Agarwal A. Patient characteristics associated with vasectomy reversal. J Urol. 1999;161(6):1835–9.
3. Cos LR, Valvo JR, Davis RS, Cockett AT. Vasovasostomy: current state of the art. Urology. 1983;22(6):567–75.
4. Martin E, Carnett JB, Levi JV, Pennington ME. The surgical treatment of sterility due to obstruction at the epididymis; together with a study of the morphology of human spermatozoa. Univ Pa Med Bull. 1902;15(1):2–15.
5. Jequier AM. Edward Martin (1859–1938). The founding father of modern clinical andrology. Int J Androl. 1991;14(1):1–10.
6. O'Conor VJ. Anastomosis of the vas deferens after purposeful division for sterility. J Urol. 1948;59(2):229–33.
7. Mosher WD, Pratt WF. Contraceptive use in the United States, 1973–88. Patient Educ Couns. 1990;16(2):163–72.
8. Howard G. Who asks for vasectomy reversal and why? Br Med J (Clin Res Ed). 1982;285(6340):490–2.
9. Amelar RD, Dubin L. Vasectomy reversal. J Urol. 1979;121(5):547–50.
10. Schmidt SS. Vas anastomosis: a return to simplicity. Br J Urol. 1975;47(3):309–14.
11. Dorsey JW. Surgical correction of post-vasectomy sterility. J Urol. 1973;110(5):554–5.
12. Roland SI. Splinted and non-splinted vasovasostomy. A review of the literature and a report of nine new cases. Fertil Steril. 1961;12:191–5.
13. Derrick Jr FC, Yarbrough W, D'Agostino J. Vasovasostomy: results of questionnaire of members of the American Urological Association. J Urol. 1973;110(5):556–7.
14. Shessel FS, Lynne CM, Politano VA. Use of exteriorized stents in vasovasostomy. Urology. 1981;17(2):163–5.
15. Owen ER. Microsurgical vasovasostomy: a reliable vasectomy reversal. Aust N Z J Surg. 1977;47(3):305–9.

16. Silber SJ. Microscopic vasectomy reversal. Fertil Steril. 1977;28(11):1191–202.

17. Silber SJ. Microsurgery in clinical urology. Urology. 1975;6(2):150–3.

18. Silber SJ. Vasectomy and vasectomy reversal. Fertil Steril. 1978;29(2):125–40.

19. Phadke GM, Phadke AG. Experiences in the re-anastomosis of the vas deferens. J Urol. 1967;97(5):888–90.

20. Mehta KC, Ramani PS. A simple technique of re-anastomosis after vasectomy. Br J Urol. 1970;42(3):340–3.

21. Lee L, McLoughlin MG. Vasovasostomy: a comparison of macroscopic and microscopic techniques at one institution. Fertil Steril. 1980;33(1):54–5.

22. Lee HY. A 20-year experience with vasovasostomy. J Urol. 1986;136(2):413–5.

23. Silber SJ, Cohen R. Microsurgical reversal of tubal sterilization: factors affecting pregnancy rate, with long-term follow-up. Obstet Gynecol. 1984;64(5):679–82.

24. Belker AM. Urologic microsurgery–current perspectives: I. Vasovasostomy. Urology. 1979;14(4):325–9.

25. Robb P, Sandlow JI. Cost-effectiveness of vasectomy reversal. Urol Clin North Am. 2009;36(3):391–6.

26. Garceau L, Henderson J, Davis LJ, et al. Economic implications of assisted reproductive techniques: a systematic review. Hum Reprod. 2002;17(12):3090–109.

27. Hsieh MH, Meng MV, Turek PJ. Markov modeling of vasectomy reversal and ART for infertility: how do obstructive interval and female partner age influence cost effectiveness? Fertil Steril. 2007;88(4):840–6.

28. Meng MV, Greene KL, Turek PJ. Surgery or assisted reproduction? A decision analysis of treatment costs in male infertility. J Urol. 2005;174(5):1926–31. discussion 1931.

29. Shridharani A, Sandlow JI. Vasectomy reversal versus IVF with sperm retrieval: which is better? Curr Opin Urol. 2010;20(6):503–9.

30. Jarow JP, Sigman M, Kolettis PN, Lipshultz LR, McClure RD, Nangia AK, Naughton CK, Prins GS, Sandlow JL, Schlegel PN, Hubbard H, Janus C, Folmer M, Kadiatu K, Hurley J. The management of obstructive azoospermia: AUA best practice statement. Linthicum: American Urological Association Education and Research Inc; 2010.

31. Hull MG, Fleming CF, Hughes AO, McDermott A. The age-related decline in female fecundity: a quantitative controlled study of implanting capacity and survival of individual embryos after in vitro fertilization. Fertil Steril. 1996;65(4):783–90.

32. Belker AM, Thomas Jr AJ, Fuchs EF, Konnak JW, Sharlip ID. Results of 1,469 microsurgical vasectomy reversals by the Vasovasostomy Study Group. J Urol. 1991;145(3):505–11.

33. Malizia BA, Hacker MR, Penzias AS. Cumulative live-birth rates after in vitro fertilization. N Engl J Med. 2009;360(3):236–43.

34. Wright VC, Schieve LA, Reynolds MA, Jeng G. Assisted reproductive technology surveillance–United States, 2000. MMWR Surveill Summ. 2003;52(9):1–16.

35. Clarke L, Gregson S. Who has a vasectomy reversal? J Biosoc Sci. 1986;18(3):253–9.

36. Parekattil SJ, Kuang W, Agarwal A, Thomas AJ. Model to predict if a vasoepididymostomy will be required for vasectomy reversal. J Urol. 2005;173(5):1681–4.

37. Parekattil SJ, Kuang W, Kolettis PN, et al. Multi-institutional validation of vasectomy reversal predictor. J Urol. 2006;175(1):247–9.

38. Hsiao W, Sultan R, Goldstein M. Increased follicle-stimulating hormone is associated with higher assisted reproduction use after vasectomy reversal. J Urol. 2011;185(6):2266–71.

39. Mulhall JP, Stokes S, Andrawis R, Buch JP. Simultaneous microsurgical vasal reconstruction and varicocele ligation: safety profile and outcomes. Urology. 1997;50(3):438–42.

40. Witt MA, Heron S, Lipshultz LI. The post-vasectomy length of the testicular vasal remnant: a predictor of surgical outcome in microscopic vasectomy reversal. J Urol. 1994;151(4):892–4.

41. Bolduc S, Fischer MA, Deceuninck G, Thabet M. Factors predicting overall success: a review of 747 microsurgical vasovasostomies. Can Urol Assoc J. 2007;1(4):388–94.

42. Boorjian S, Lipkin M, Goldstein M. The impact of obstructive interval and sperm granuloma on outcome of vasectomy reversal. J Urol. 2004;171(1):304–6.

43. Flickinger CJ, Yarbro ES, Howards SS, et al. The incidence of spermatic granulomas and their relation to testis weight after vasectomy and vasovasostomy in Lewis rats. J Androl. 1986;7(5):285–91.

44. Amarin ZO, Obeidat BR. Patency following vasectomy reversal. Temporal and immunological considerations. Saudi Med J. 2005;26(8):1208–11.

45. Paick J, Kim SH, Kim SW. Ejaculatory duct obstruction in infertile men. BJU Int. 2000;85(6):720–4.

46. Kolettis PN. Restructuring reconstructive techniques–advances in reconstructive techniques. Urol Clin North Am. 2008;35(2):229–34. Viii–ix.

47. Boyle KE, Thomas Jr AJ, Marmar JL, Hirshberg S, Belker AM, Jarow JP. Sperm harvesting and cryopreservation during vasectomy reversal is not cost effective. Fertil Steril. 2006;85(4):961–4.

48. Schrepferman CG, Carson MR, Sparks AM, Sandlow JI. Need for sperm retrieval and cryopreservation at vasectomy reversal. J Urol. 2001;166(5):1787–9.

49. Sheynkin YR, Starr C, Li PS, Goldstein M. Effect of methylene blue, indigo carmine, and Renografin on human sperm motility. Urology. 1999;53(1):214–7.

50. Busato Jr WF. Vasectomy reversal: a seven-year experience. Urol Int. 2009;82(2):170–4.

51. Fischer MA, Grantmyre JE. Comparison of modified one- and two-layer microsurgical vaso-vasostomy. BJU Int. 2000;85(9):1085–8.

52. Goldstein M, Li PS, Matthews GJ. Microsurgical vasovasostomy: the microdot technique of precision suture placement. J Urol. 1998;159(1):188–90.

53. Buch JP, Woods T. Retroperitoneal mobilization of the vas deferens in the complex vasovasostomy. Fertil Steril. 1990;54(5):931–3.

54. Sandlow JI, Kolettis PN. Vasovasostomy in the convoluted vas deferens: indications and outcomes. J Urol. 2005;173(2):540–2.

55. Kolettis PN, Thomas Jr AJ. Vasoepididymostomy for vasectomy reversal: a critical assessment in the era of intracytoplasmic sperm injection. J Urol. 1997;158(2):467–70.

56. Ho KL, Wong MH, Tam PC. Microsurgical vasoepididymostomy for obstructive azoospermia. Hong Kong Med J. 2009;15(6):452–7.

57. Kolettis PN, Woo L, Sandlow JI. Outcomes of vasectomy reversal performed for men with the same female partners. Urology. 2003;61(6):1221–3.

58. Chan PT, Goldstein M. Superior outcomes of microsurgical vasectomy reversal in men with the same female partners. Fertil Steril. 2004;81(5):1371–4.

59. Matsuda T, Horii Y, Muguruma K, Komatz Y, Yoshida O. Microsurgical epididymovasostomy for obstructive azoospermia: factors affecting postoperative fertility. Eur Urol. 1994;26(4):322–6.

60. Jarow JP, Sigman M, Kolettis PN, Lipshultz LR, McClure RD, Nangia AK, Naughton CK, Prins GS, Sandlow JL, Schlegel PN, Hubbard H, Janus C, Folmer M, Kadiatu K, Hurley J. The evaluation of the azoospermic male: AUA best practice statement. Linthicum: American Urological Association Education and Research Inc; 2010.

61. Patel SR, Sigman M. Comparison of outcomes of vasovasostomy performed in the convoluted and straight vas deferens. J Urol. 2008;179(1):256–9.

62. Lizza EF, Marmar JL, Schmidt SS, et al. Transseptal crossed vasovasostomy. J Urol. 1985;134(6):1131–2.

63. Sabanegh Jr E, Thomas Jr AJ. Effectiveness of crossover transseptal vasoepididymostomy in treating complex obstructive azoospermia. Fertil Steril. 1995;63(2):392–5.

64. Hollingsworth MR, Sandlow JI, Schrepferman CG, Brannigan RE, Kolettis PN. Repeat vasectomy reversal yields high success rates. Fertil Steril. 2007;88(1):217–9.

65. Paick JS, Park JY, Park DW, Park K, Son H, Kim SW. Microsurgical vasovasostomy after failed vasovasostomy. J Urol. 2003;169(3):1052–5.

66. Donovan Jr JF, DiBaise M, Sparks AE, Kessler J, Sandlow JI. Comparison of microscopic epididymal sperm aspiration and intracytoplasmic sperm injection/in-vitro fertilization with repeat microscopic reconstruction following vasectomy: is second attempt vas reversal worth the effort? Hum Reprod. 1998;13(2):387–93.

67. Parekattil SJ, Atalah HN, Cohen MS. Video technique for human robot-assisted microsurgical vasovasostomy. J Endourol. 2010;24(4):511–4.
68. Seaman EK. The application of laser techniques to vasectomy reversal surgery. J Clin Laser Med Surg. 1998;16(1):45–8.
69. Jarvi K, Grober ED, Lo KC, Patry G. Mini-incision microsurgical vasectomy reversal using no-scalpel vasectomy principles and instruments. Urology. 2008;72(4):913–5.
70. Grober ED, Jarvi K, Lo KC, Shin EJ. Mini-incision vasectomy reversal using no-scalpel vasectomy principles: efficacy and postoperative pain compared with traditional approaches to vasectomy reversal. Urology. 2011;77(3):602–6.
71. Jee SH, Hong YK. One-layer vasovasostomy: microsurgical versus loupe-assisted. Fertil Steril. 2010;94(6):2308–11.
72. Hsieh ML, Huang HC, Chen Y, Huang ST, Chang PL. Loupe-assisted vs. microsurgical technique for modified one-layer vasovasostomy: is the microsurgery really better? BJU Int. 2005;96(6):864–6.
73. Silber SJ, Grotjan HE. Microscopic vasectomy reversal 30 years later: a summary of 4010 cases by the same surgeon. J Androl. 2004;25(6):845–59.
74. Kolettis PN, Sabanegh ES, Nalesnik JG, D'Amico AM, Box LC, Burns JR. Pregnancy outcomes after vasectomy reversal for female partners 35 years old or older. J Urol. 2003;169(6):2250–2.
75. Kolettis PN, Sabanegh ES, D'Amico AM, Box L, Sebesta M, Burns JR. Outcomes for vasectomy reversal performed after obstructive intervals of at least 10 years. Urology. 2002;60(5):885–8.
76. Holman CD, Wisniewski ZS, Semmens JB, Rouse IL, Bass AJ. Population-based outcomes after 28,246 in-hospital vasectomies and 1,902 vasovasostomies in Western Australia. BJU Int. 2000;86(9):1043–9.
77. Feber KM, Ruiz HE. Vasovasostomy: macroscopic approach and retrospective review. Tech Urol. 1999;5(1):8–11.

第五章　输精管附睾吻合术：技巧

James F. Smith · Ajay K. Nangia

　　译者按　显微镜下输精管附睾吻合术是一种治疗梗阻性无精子症的有效方法，这是一种针对男性病因的治疗，成功率和怀孕率都较高，避免了试管婴儿可能带来的并发症和经济负担。本文结合国外以往的经验详细介绍了这种手术的适应人群、手术技巧和结果，尤其在手术技巧方面做了详尽而全面的描述，有助于初学者学习和掌握这项技术。

　　摘要　已知的第一例成功的输精管附睾吻合，是由 Martin（Univ Pa Med Bull 15:2–15, 1902）报道的。他的侧侧吻合技术能将附睾被膜的切口与输精管纵向切开的浆膜肌层的切口吻合，这种技术的原理就是在切开附睾管和输精管之间制造出一个瘘管。在 Martin 和随后 Hagner 的报道中，复通率分别达 43% 和 64%；但是，其他外科医生手术中低通畅率和频繁的晚期失败，在二十世纪末期促进了技术的进一步成熟发展。Silber 在 1978 年报道的端端吻合技术 [Sillber（Fertil Steril 30:565-71, 1978）] 和 20 世纪 80 年代中晚期出现的端侧吻合技术奠定了现代输精管附睾吻合术（EV）的基础。

　　关键词　输精管附睾吻合术；输精管复通术；显微手术；男性不育症；输精管结扎术；重建术；输精管梗阻；附睾梗阻

引言

　　已知的第一例成功的输精管与附睾之间的吻合，是由 Martin 在 1902 年报道的 [1]。他的侧侧吻合技术就是将附睾被膜的切口与输精管纵向切开的浆膜肌层的切口吻合，这种技术的原理就是在切开的附睾管和输精管之间制造出一个瘘管。在

J. F. Smith , M.D., M.S. (✉)
Departments of Urology, Obstetrics, Gynecology, and Reproductive Sciences , UCSF ,
1600 Divisadero , Box 1695 , San Francisco , CA 94143 , USA

A. K. Nangia , M.B.B.S.
Department of Urology , University of Kansas Medical Center ,
3901 Rainbow Blvd , Kansas City , KS 66160 , USA

J.I. Sandlow (ed.), *Microsurgery for Fertility Specialists: A Practical Text*,
DOI 10.1007/978-1-4614-4196-0_5, © Springer Science+Business Media New York 2013

Martin 和随后 Hagner 的报道中，复通率分别达 43% 和 64%；但是，在其他外科医生手术中低通畅率和频繁的晚期失败，促进了二十世纪末期这一技术的进一步成熟发展。Silber 于 1978 年报道的端端吻合技术 [2] 和 20 世纪 80 年代中晚期出现的端侧吻合技术奠定了现代输精管附睾吻合术的基础。

当男性出现以下情况时需要考虑附睾梗阻的可能：精液中无精子，促卵泡激素水平正常，可触及正常的输精管，精液量大于 1.5ml，睾丸大小正常并有一个饱满的附睾。在那些有先天性或感染性附睾梗阻的男性中，附睾的完整性与附睾梗阻的发生百分之百有关 [3]。在那些输精管结扎的男性中，体格检查可触及饱满的附睾，只有 6% 的人可能需要行输精管附睾吻合术。然而术前附睾饱满对这些人没有多大帮助，仅有 20% 的可能性与输精管附睾吻合术的需求有关（阳性预测值为 20%）[3]。附睾梗阻可能与以下因素有关：附睾炎、外伤、先天畸形以及最常见的既往曾行过输精管结扎术 [4]。后者在输精管复通时，检查睾丸端输精管段内的液体可证实这种附睾梗阻。浓厚黏稠液体的存在、输精管内液体缺失或者精子或精子部分缺失，都强烈提示有附睾梗阻的存在。[5]

已有三种技术可用于进行现代的显微镜下的单根附睾管与输精管的吻合术。

端端输精管附睾吻合术

手术适应证

该技术于 1978 年被 Silber 首次报道 [2]，手术开始时游离输精管并将睾丸附睾挤出鞘膜外。这项技术目前已经不常用了，但如果梗阻在输精管附睾连接处时也是一个非常实用的选择。此处，附睾的直径非常接近于输精管内腔直径。在附睾小管附近有更多首尾相连的肌肉层，可用于端端吻合。当输精管过长不便移动或是附睾小管没有扩张的时候该技术是非常有用的。Goldstein 和 Schlegel 都表示如果附睾梗阻的位置不清楚时可以采用这种端端吻合技术 [6]。

外科技巧

输精管的显露和分离

获得足够长度的输精管是手术早期很重要的一步。完成输精管的暴露通常采用阴囊的旁正中切口。中线切口也可采用，但是这种切口限制了外科医生进一步向头部延长切口来显露更多输精管的能力。向背侧挤起睾丸可帮助切开。切开皮肤及钝性分离肉膜，充分游离精索以帮助提出睾丸。在接近卷曲的部位或先前结扎的位置游离和切断输精管，保留足够的长度并且尽可能保留输精管周围组织。利用指尖的钝性分离，Penfield 牵开器或者"花生米"常有助于推开疏松结缔组织 [5]。有时需要延长切口至腹股沟管水平以获得合适长度的输精管。横断输精管和附睾的一个有效工具就是带槽沟的神经夹（精细外科和科学实验用工具，ASSI NHF2-ASSI NHF6 大小为 2.0~6.0mm）[7]。一种超锐利刀片（accurate surgical and scienti fic instruments, ASSI-CBS-35）安放在这种神经固定器的凹槽中，能够完成极佳的 90° 切割。但刀片在切割 2~3 次后就很快变钝。

输精管被充分游离后达到一种无张力的长度以便与附睾接合。保留输精管周围的外膜和鞘膜对保护血供和帮助后面的吻合很重要 [7]。在用 2-0 尼龙缝线、盐水输精管造影、亚甲蓝输精管造影或者造影剂输精管造影证实了腹部输精管的通畅后，用 9-0 尼龙线间断缝合 2~3 针把腹侧输精管缝至附睾被膜的后缘。在这步中，有些外科医生喜欢用显微吻合夹（ASSI, Westbury，New York）来拉拢输精管和附睾 [7]。在控制好血管后，应干净利落地离断输精管。有一个本文的作者应用 6-0 聚丙烯缝线来控制血管，而其他医生则使用 6-0 尼龙缝线或双极电凝。

附睾评估和手术方式

检查附睾的梗阻征象。在附睾表面看来未梗阻的最远端部位横断附睾，显露很多附睾管（图 5.1）。通过外科助手轻柔地冲洗这些小管显露一根流液体的附睾小管。只有在梗阻平面以上的附睾小管才能够流出精子。在 200~400 倍光学显微镜下观

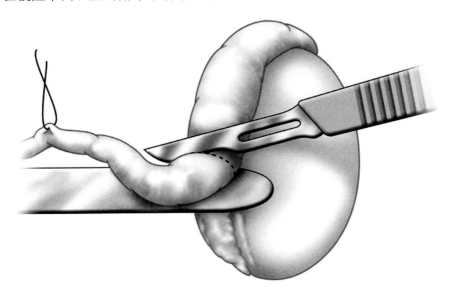

图5.1　输精管附睾吻合术的远端附睾横断

察这种液体，能够发现活动或不动精子。如果没有发现液体，则继续在更高的位置切断附睾，直到找到未梗阻的小管。这个过程应该一直进行到在附睾液中找到外形正常的活动精子为止。仅有精子碎片存在提示在这个平面以上还有额外的梗阻，导致复通率降低 [2]。可以选择在这时抽吸精子进行冻存。

采用端端输精管附睾吻合术技术时通常需要切开睾丸附睾间的鞘膜来将附睾从睾丸上游离下来。必须小心不要损伤附睾的血供。通常附睾尾部的血供损伤不易发现。偶尔，需要结扎附睾中部和下部动脉，通常是在附睾体或附睾尾部。上部的附睾血管需要在附睾头部保护好。一旦附睾在正确水平被切断，用亚甲蓝标记切缘，切开的小管轮廓就会清晰显现。

输精管附睾吻合术

推荐单根小管的吻合。如果不止一个部位流出附睾液，需要在高倍镜下再次评估小管情况。可能需要进一步横断附睾来分离单根合适的小管。采用双针 10-0 尼龙线、等针距、内进外出的方式将附睾管腔与输精管黏膜腔吻合 [5]。为了方便放置所有的缝线，第一个缝线应该放在 6 点钟位置并且打结，但是其他三个缝线应在打结前留置（图 5.2）。一定要小心不要让这些缝线缠到一起。要避免黏膜缝线的多处缠绕。多处缠绕有导致梗阻和邻近附睾小管扭曲的风险。用 9-0 尼龙线间断缝合将输精管浆肌层和附在附睾小管表面的脏层睾丸鞘膜缝合（图 5.3）。仔细止血以保证最大可能的通畅。用可吸收缝线缝合壁层鞘膜，将睾丸放回阴囊内。

缝针和缝线的选择对于手术的成功至关重要（表 5.1）。对于较厚的输精管浆肌层，Ethicon 9-0 尼龙线（长度 15.24cm，即 6 英寸）和输精管 100-4 锐利缝针（Ethicon, Johnson and Johnson）是坚固有效的。在缝合输精管黏膜和附睾小管时，需要更为精细的针。带有 70μm 双头针的 Sharpoint 10-0 尼龙（2.54cm，即 1 英寸）用于黏膜吻合是非常有效的（Surgical Specialties Corporation, Reading Pennsylvania, USA）。Ethicon 10-0 尼龙缝线（单股，15.24cm，即 6 英寸）与 BV 100-3 锥形针头（Ethicon, Johnson 和 Johnson）搭配也是一个很好的选择；但是，针的形状不如前面所述的 Sharpoint 3/8 环针那么理想。小心持针很重要，可以尽可能避免弄弯缝针和使针头变钝。

在最近的回顾中，这项技术的平均复通率为 61%，范围从 35% 到 81%[5]。在这些研究中，平均受孕率为 31%，范围为 10% 到 56%。越往附睾远端吻合，受孕率可能越高。

这项技术的问题在于在附睾横断部位出血多，导致肉眼很难分辨出附睾小管 [4]。要用这项技术找到通畅的小管，会非常费时，并且需要不断地切断附睾 [6]。随后在 1983 年和 1989 年发展起来的技术，都力图克服这些局限。

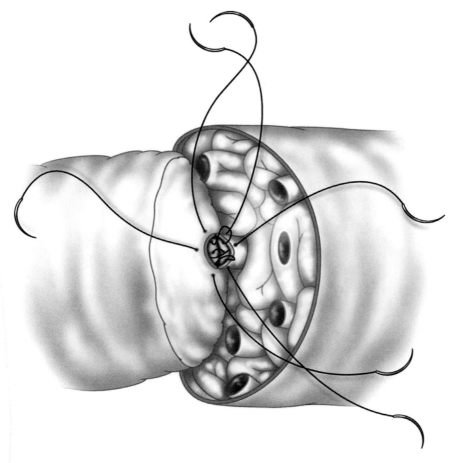

图5.2　端端输精管附睾吻合术中放置黏膜缝线

端侧输精管附睾吻合术

这项技术首次由 Fogdestam 和 Fall 在 1983 年 [9] 和 Thomas 在 1989 年 [4] 提出，这种方法就是将腹部输精管的断端连接到附睾小管侧面。端侧吻合术在一些方面优于端端吻合术：切开游离更少；无需横断附睾的任何一部分，因此相应的出血更少；只需要有意地暴露和切开一根附睾小管；单根小管的寻找更简单。必须通过视诊来确定附睾梗阻的水平。可以看出扩张的和未扩张的小管之间的界限，否则需通过在高倍镜下从头到尾观察小管切口，直到找到完整的精子为止。关于是否需要观察到活动精子仍存在争论。

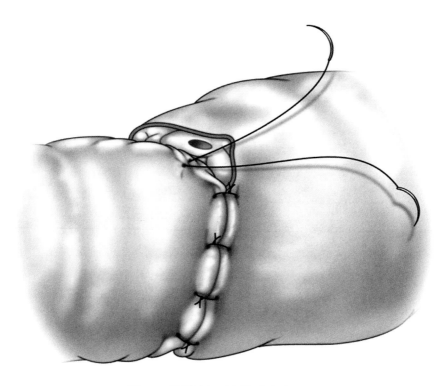

图5.3 输精管与附睾鞘膜的缝合

外科技巧

如前所述，对于所有的输精管附睾吻合术来说，充分地游离输精管并保留完整的血供转移对于一个无张力吻合术很必要。将输精管从精索中间或侧面的壁层鞘膜的小开窗中牵出。在梗阻平面以上的附睾被膜（脏层鞘膜）上做一小切口以显露完整的附睾小管。通常，在输精管和附睾的脏层鞘膜间用 6-0 或 7-0 非吸收缝线间断缝合 1 到 2 针以减少吻合时的张力。在距离输精管切口边缘 1~2cm 的管周组织，以及距离附睾吻合处 1~2cm 的脏层鞘膜间缝合。

附睾小管的暴露和分离

打开壁层鞘膜并把睾丸和附睾移到手术野就可以显露附睾。在看起来有扩张的附睾小管表面的脏层鞘膜的最远端做一个 5mm 切口。外科医师用非优势手指轻柔地按压近端附睾会使视野中的小管膨胀，以帮助分离单根附睾小管[4]。通过轻柔地分离于上方的脏层鞘膜和周围的疏松结缔组织来游离附睾小管。用一个精细的不带

表5.1　用于输精管附睾吻合术的缝线和缝针

缝线制造商	用途	缝针特点	描述	费用/缝线	制造商
5-0 PDS	横断		坚韧		
5-0 Maxon	横断				
6-0 Nylon（尼龙）	结扎血管				
7-0 Prolene	很短，缝合鞘膜，加固吻合	大、坚韧，锥形	包装如同双股缝线，坚韧	有记忆性，	
9-0 Nylon配合VAS100-3	输精管肌层到附睾被膜	穿过精管能力弱，钝而快	单股		
Ethilon 9-0 Nylon配合VAS100-4	同上	相对牢固，圆锥形，易穿输精管周肌肉			Ethicon 公司，Summervile，纽约
Ethilon 10-0 Nylon配合VAS100-3		对于黏膜来说太大			
Sharpoint, 9-0 nylon 黑色（单丝HSV6 100µm输精管利针）	输精管肌层到附睾被膜	Silber			
Sharpoint 10-0 Nylon配合DRM4（缝针黑色单尼龙，70µm，曲度135°）	黏膜缝合	符合黏膜缝合的大小——Silber	单或双股		Sharpoint
Ethilon 单丝黑色尼龙10-0 V75-3锥形切割针	同上	Silber（2004）	单股		

锁扣的 Castroviejo 持针器来进行钝性分离是一种非常有效的技术。有时需要锐性切开鞘膜下的结缔组织。

在找到附睾的梗阻位置后，在单个附睾小管上纵行切开大约 0.5mm（图 5.4）。一些外科医生可能会切除其凸型附睾管上的椭圆形的那段。有两种方法可以直接利用精细弧形附睾剪来完成，用一个 10-0 缝线缝过凸起附睾管的顶端，在线上方切开附睾管形成一个腔隙；也可以用 9-0 尼龙缝针的切缘来切开附睾管。利用手术台旁的显微镜来检查从切口流出的液体。如果愿意，可以在此阶段进行精子冻存。如果找不到精子，则需要在近端打开更多的附睾小管，直到找到形态正常的活动精子。

输精管附睾的吻合

在吻合确定后，输精管肌浆层后壁和附睾的脏层鞘膜间用 9-0 尼龙线缝合 2~3 针，在附睾小管切口的边缘，采用内进外出的方式，以三角形或长方形的样式用三到四根带双针的 10-0 尼龙缝线（图 5.5）。第二针采用内进外出方式缝在输精管的黏膜表面，并打结（图 5.6）。一些外科医生喜欢用单股 10-0 缝线，先外进内出穿过附睾管，再内进外出缝出输精管黏膜。大约间断缝合 4~6 针完成这个防漏的吻合。在完成黏膜吻合后，采用前述的端端输精管附睾吻合相同的方式，使用 9-0 尼龙缝线间断缝合前侧输精管浆肌层和附睾鞘膜。

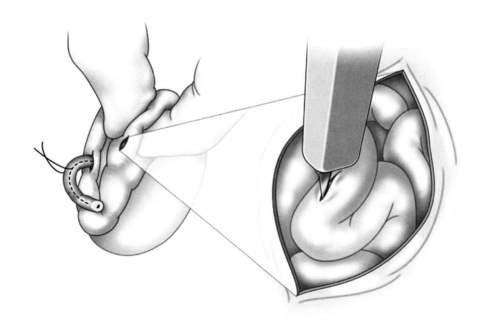

图5.4　端侧附睾输精管吻合术切口

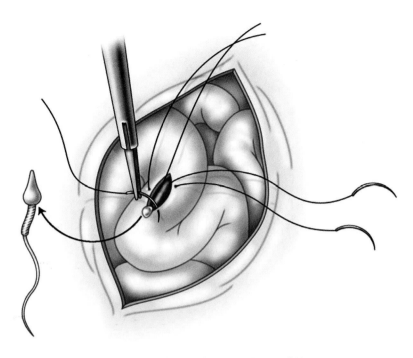

图5.5 端侧附睾输精管吻合中放置黏膜缝线

一项关于端侧输精管附睾吻合术的复通率的总结证实其结果与端端输精管附睾吻合术的结果类似（平均复通率 64%，范围 31%~85%）[5]。在这些研究中，平均受孕率近 35%，于 13% 到 50% 之间波动。

尽管这项技术的确克服了端端吻合术中的一些缺点，并且有着相近的吻合成功率，但也带来了新的问题。主要的困难就是要在一个 0.2mm 处于塌陷状态下的附睾小管上放置缝线。附睾小管的小尺寸对后壁构成一个极大的危险。随后，Berger 和 Marmar 分别在 1998 年和 2000 年对这项技术进行了改进，力图克服这些挑战。

套叠的端侧输精管附睾吻合术

1998 年 Berger[10] 报道了一种三角缝法，随后在 2000 年 Marmar[11] 报道了平行线的套叠吻合法。这些方法改进了端侧 VE 吻合，在切开附睾小管之前在附睾小管上留置两或三个缝针。Lespinasse 于 1918 年第一次报道了在一个未婚患者身上应用的类似方法[12]。这些技术使得外科医生可以避免在塌陷的附睾小管切缘上留置缝线的困难，因为漏出的附睾液会使手术视野模糊。

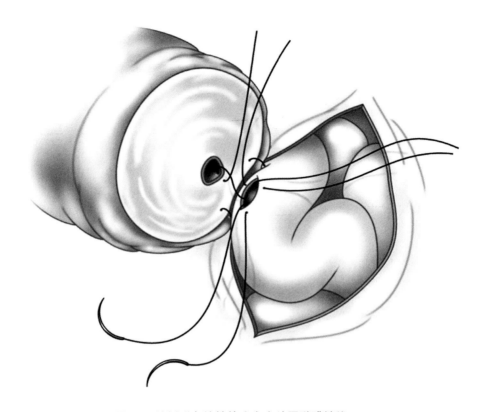

图5.6　端侧附睾输精管吻合中放置黏膜缝线

手术技术

　　游离输精管和附睾的准备工作，与之前在端侧吻合术中所描述的是一样的。如同之前所强调的，足够长度的输精管非常重要。在找到未梗阻的小管后，用 9-0 尼龙线间断缝合 2~3 针将输精管浆肌层的后侧和附睾鞘膜的切缘固定。标准的端侧吻合术和套叠端侧吻合术的主要区别在于，在切开小管前在小管上预置 2~3 个 10-0 尼龙缝针。在 Berger 的技术中，在切开附睾小管之前，在附睾小管上以三角形的样式留置 3 个 10-0 尼龙线缝针（图 5.7）[10]。而在 Marmar 的技术中 [11]，在打开小管之前，将双根 10-0 尼龙缝双头针中的 1 个（例如 Sharpoint, Ethicon）留置在小管壁上（图 5.8）。Chan 和 Goldstein 在 2005 年报道对 Marmar 的技术做出了进一步的细微改良，他们将两个缝针以纵向的方式放置，可能进一步简化了这项技术 [13]（图 5.9）。缝针仍留置在附睾小管的壁上，可以采用上述的某一方式来切开附睾

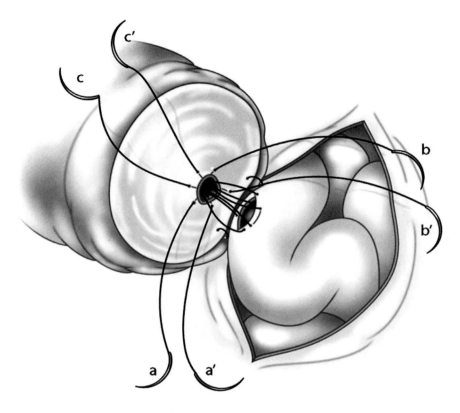

图5.7 三针肠套叠技术

管。一定注意不要剪断先前放置的缝线。随后，每个缝针穿过剩余部分的小管。离输精管黏膜近的 10-0 缝针应该第一个被放置，随后放置离输精管黏膜最远的 10-0 缝针，它在同侧更高的位置。以这种方式放置缝线，可以避免交叉，或者不必在先前放置的黏膜缝线后穿过缝针（见图 5.8）。鉴于附睾小管到输精管的走向，利用 Chan 和 Goldstein[13] 所述的纵向放置缝线的技术，可能为不交叉或穿过缝针放置 10-0 缝线提供了一种可选择的方法。最重要的是，在后壁黏膜缝了 9-0 缝线后，有必要花费一两分钟分析输精管黏膜到附睾小管的走向。10-0 缝线的走向，应当能够使套叠输精管黏膜的缝线在 9-0 缝线后面以 90° 角状态出来，这样就把输精管放在附睾管上了，10-0 缝线可以打结。在每一侧将 10-0 缝线系紧之前，通常也需要在输精管肌层的最高点与对侧的附睾鞘膜用 9-0 缝合 1 针，也就是说，与先前放置在后壁的 9-0 缝线完全相反（180°）——因此要为 10-0 缝线打结创造一个无张力的环境。一定要小心的是，在 10-0 缝线系住输精管时从一边移到了另一边，注意观察那些松

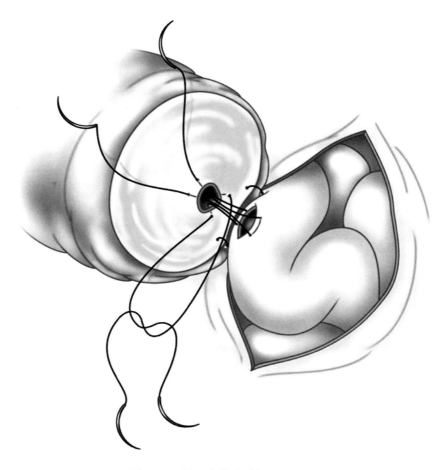

图5.8　两针肠套叠黏膜缝针放置

动的缝线并将其去除，并且确保套叠吻合时不出现空心结或黏膜层出现缝隙。在另一侧进行相同的操作。用 2~3 根 9-0 缝线间断缝合完成完成输精管肌层和附睾鞘膜的外部吻合。为了减小未打结缝线重叠带来的问题，利用水的表面张力使缝线保持在应有的位置且不会缠结，来保持手术野的湿润。

　　尽管套叠技术相对新，但由于其在缝针留置上较简便并且有较高的手术成功率，已经被许多显微外科医生所采用。在最初的系列研究中，复通率为 92%[10]，在其他两个系列研究中复通率近 80%[5,11]。至今，报道的怀孕数据比较有限。甚至在一个经验丰富的外科医生手中，套叠的端侧吻合术可得到更好的结果。在单一医生的研究中，与端端 VE 吻合术和经典的端侧 VE 吻合术相比，套叠技术有着更高的复通率和更低的失败率[14]。

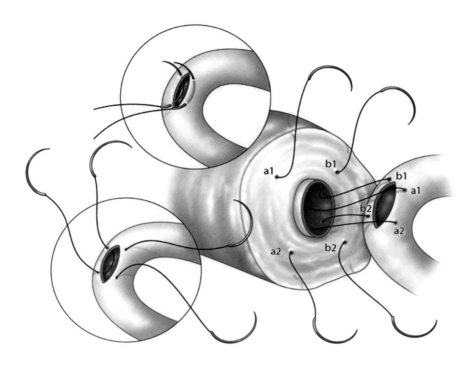

图5.9 纵向放置两针缝线肠套叠技术

手术后护理

在手术后应当放置阴囊托和柔软纱布敷料。在最初的 24～36 小时，在阴囊处放置一个冰袋。男性应该连续 3～4 周每天应用阴囊托。两天之后患者可以洗澡。至少在手术后 7 天内不要盆浴。患者至少 3～4 周内不要进行性生活和射精。标准的麻醉止痛药应按规定使用。术后一个月应进行精液分析，并在之后的每 2～3 个月都进行一次精液检查，直到达到稳定的精子浓度或者女方怀孕。对于有些患者，术后复通可能会延迟 6～12 个月或者更久。

声明　此文由 Male Reproductive Health Research（K12,NIH/NICHD）（J.F.S.）支持且无利益冲突。

（彭靖　金哲　译）

参考文献

1. Martin E, Carnett JB, Levi JV, Pennington ME. The surgical treatment of sterility due to obstruction at the epididymis; together with a study of the morphology of human spermatozoa. Univ Pa Med Bull. 1902;15:2–15.
2. Silber SJ. Microscopic vasoepididymostomy: specific microanastomosis to the epididymal tubule. Fertil Steril. 1978;30:565–71.
3. Kolettis PN. Is physical examination useful in predicting epididymal obstruction? Urology. 2001;57:1138–40.
4. Thomas Jr AJ. Vasoepididymostomy. Urol Clin North Am. 1987;14:527–38.
5. Lipshultz L, Thomas A, Khera M. Surgical management of male infertility. In: Wein A, Kavoussi L, Novick A, Partin A, Peters C, editors. Campbell-Walsh urology. Philadelphia, PA: Saunders Elsevier; 2002. p. 654–705.
6. Schlegel PN, Goldstein M. Surgery of the epididymis. In: Marshall D, Gunter A, editors. Surgical management of urologic disease: an anatomic approach. St. Louis, MO: Mosby Year Book; 1992. p. 949–58.
7. Schlegel PN, Goldstein M. Microsurgical vasoepididymostomy: refinements and results. J Urol. 1993;150:1165–8.
8. Goldstein M. Surgery of male infertility. Philadelphia, PA: W.B. Saunders and Co; 1995. p. 120–7.
9. Fogdestam I, Fall M. Microsurgical end-to-end and end-to-side epididymovasostomy to correct occlusive azoospermia. Scand J Plast Reconstr Surg. 1983;17:137–40.
10. Berger RE. Triangulation end-to-side vasoepididymostomy. J Urol. 1998;159:1951–3.
11. Marmar JL. Modified vasoepididymostomy with simultaneous double needle placement, tubulotomy and tubular invagination. J Urol. 2000;163:483–6.
12. Lespinasse V. Obstructive sterility in the male. Treatment by direct vaso-epididymostomy. JAMA. 1918;70:448–50.
13. Chan PT, Brandell RA, Goldstein M. Prospective analysis of outcomes after microsurgical intussusception vasoepididymostomy. BJU Int. 2005;96:598–601.
14. Schiff J, Chan P, Li PS, Finkelberg S, Goldstein M. Outcome and late failures compared in 4 techniques of microsurgical vasoepididymostomy in 153 consecutive men. J Urol. 2005;174: 651–5 [quiz 801].

第六章 梗阻性无精症的取精技术

Anand Shridharani · Jay I. Sandlow

译者按 对于梗阻性无精症患者而言，睾丸或附睾取精后借助 ICSI 人工辅助生殖技术，可以最直接的进行获得后代的尝试。不论是睾丸取精或是附睾取精，或是显微镜下的睾丸或附睾取精，都能获得很高的取精成功率。具体采取哪种取精术取决于外科医生或医疗中心的经验与习惯，而在保证取精成功的同时，应该最大限度地避免并发症的发生。

摘要 借助于辅助生殖技术（assisted reproductive technology，ART），特别是单精子卵泡注射（intracytoplosmic sperm injection，ICSI）和取精（sperm retrieval，SR）技术使得无精症男性成为父亲、繁衍后代变为可能。在梗阻性无精症男性中，这一成功率已被证明很高。 精子可以从睾丸或附睾中取出，或立即使用或冷冻保存以备 ICSI。取精的方式、精子的来源、使用新鲜还是冷冻精子很大程度上取决于生殖外科医生、生殖实验室人员、取精设备和患者偏好。目前，哪种取精方式和精子来源更好，尚未达成权威共识，建议做出个体化的决策。本章将对取精方式的各个方面做一综述。此外，其利与弊以及各个环节的成功率也将一并探讨。

关键词 取精；无精症；睾丸；附睾

引言

在美国，每五对夫妻中就有一对夫妻怀孕会遇到困难。其中 50% 包含男性因素[1]，在这种男性因素患者夫妻中，5%~10% 由于无精症而遇到困难，无精症又可分为梗阻性无精症（obstructive azoospermia，OA）或非梗阻性无精症（non-obstructive azoospermia，NOA）[2]。梗阻性无精症约占 1/3，原因可能是后天获得的，也可能是先天的。获得性 OA 病因包括曾经做过输精管切除，腹股沟或腹部手

A. Shridharani , M.D. (✉) • J.I. Sandlow , M.D.
Department of Urology , Medical College of Wisconsin , 9200 W. Wisconsin Avenue,
CLCC Bldg., 4th Floor , Milwaukee , WI 53226 , USA
e-mail: ashridha@mcw.edu ; jsandlow@mcw.edu

J.I. Sandlow (ed.), *Microsurgery for Fertility Specialists: A Practical Text,*
DOI 10.1007/978-1-4614-4196-0_6, © Springer Science+Business Media New York 2013

术，创伤或感染。先天性 OA 病因包括囊性纤维化，先天性输精管缺失（congenital absense of the vas deference，CAVD），前列腺 / 射精管囊肿和纤毛运动障碍综合征，例如 Kartagener 或 Young 综合征。

过去，供精人工授精（artificial insemination by donor，AID）是这些无精症患者夫妇唯一的选择。然而，单精子胞浆内注射技术（ICSI）的出现，使得很少量的活精子即可用于体外受精（in vitro fertilization，IVF）。这使得很多因梗阻或生精障碍而致无精症的男性获得生育能力。对于这些男性，取精后行体外受精是一项成功率很高的选择 [3-4]。

精子可以从睾丸、附睾或输精管中获取。取精的目的是要在对生殖道损伤最小的情况下获得最大量有活力的精子。取精技术很多，每种都有其固有的风险和成功率。对于梗阻性无精症，有证据表明，精子来源于睾丸或附睾，或者取精方式并不显著影响 IVF 的结果 [5-8]。而且也没有结论性的证据表明新鲜还是冷藏的精子能够导致更好的受精或者活胎妊娠结果 [9-10]。取精采取何种方式很大程度上取决于取精的外科医生、胚胎学家、处理和保存精子的实验室。考虑到需要处理的潜在并发症不仅包括出血和感染可能还有其他并发症，强烈推荐由接受过相关培训的外科医生来行取精手术 [11]。

术前患者评估

术前需评估患者无精症的病因学。需进行彻底的病史和体格检查，精液分析，射精后尿液及包括 FSH 和睾酮在内的性激素检查。在需要时还要进行基因检查，包括 CFTR 和多聚 T 分析。一旦确定有精子生成，将和患者商量处理方式，包括导管通道（如果适用）、取精或者供精者受精。女性因素也可能存在，在处理所有梗阻性无精症患者时，应做重点评估。

如果基因检测显示不正常，就需要讨论将这种不正常传递给子代的可能性。如果需要，还得检查伴侣的基因并向遗传学专家进行咨询。

先天性双侧输精管缺失的患者需检测囊性纤维化，这与人群中 CFTR 变异高度相关 [12]。而且，对于检测阳性的患者需要进行基因学咨询，其伴侣也要进行检测，以更好地告知当事夫妻生育囊性纤维化后代的可能性。

技术

MESA

显微外科附睾精子抽吸（microsurgical epididymal sperm aspiration，MESA），

于 20 世纪 80 年代由 Temple Smith 和 Silber 首次提出，即穿刺或切开附睾小管，抽吸其内容物[13-14]。该方法的指征是输精管复通术失败和双侧输精管先天性缺失[15]、感染后梗阻[16]或特发性原因。男性不射精患者为功能性梗阻，也可能是合适的病例。该方法的指征不包括非梗阻性无精症，例如精索静脉曲张、成熟停止、睾丸衰竭。该操作需要显微镜放大以及一位训练有素的显微外科医生能熟练进入附睾取精和重建。附睾抽吸可以与输精管附睾吻合术相结合或作为主要的提取方法。由于增加的开支和发病率，MESA 很少被使用，但是一些实践发现对于那些需要附睾取精做 IVF 而又缺乏工作经验的实验室人员来说还是有用的。

技术

在适当的麻醉下，通过阴囊中线切口暴露睾丸，整齐切开鞘膜，检查附睾。或者使用 1~2cm 长的小切口进行"min-MESA"，这需要将附睾置于前面[17]。用手术显微镜检查附睾，区分膨大的附睾小管。通常最远端的小管会很黄很膨大，常含有大量的白细胞和退化的精子。如最近实施的一例，发现其小管内含有较清澈的液体，精子也是活动的（图 6.1）。不像输精管附睾吻合术只区分完整的精子，找到活动的精子是极其重要的。切开附睾外膜暴露膨大的小管，用一根玻璃微量吸管刺入

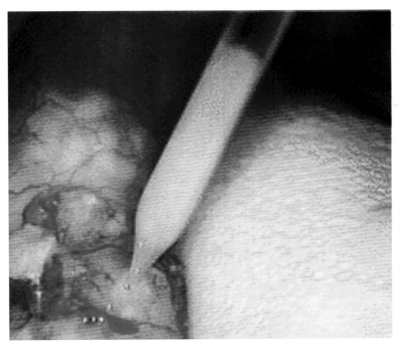

图6.1 微量移液管抽吸含有大量活性精子的稀薄乳状液体

小管内。我们发现相对于打开小管抽吸液体，直接进行微小的穿刺可以获得最清洁的精子。从小管内轻柔地抽吸直到无法再获得液体。人为挤压睾丸和（或）附睾可以提高液体的获得量。也有不用抽吸而利用微量吸管的毛细吸引作用来获得液体以防止破坏小管黏膜[18]。然后将其置于培养基中，传递给 IVF 实验室人员，在那里一部分样品会被检查以明确精子的活动性。这样的抽吸重复进行直到不能再获得液体。有些情况下，输出小管已经暴露并被抽吸，产生相对较好质量的精子到附睾。该过程可以在对侧重复以获得尽可能多的精子。笔者用 10-0 的尼龙缝线关闭附睾小管以使瘢痕最小化，便于进行以后的 MESA 操作，如果有必要的话。如果没有获得足量的有活动力的精子，将在同样的麻醉下进行睾丸 FNA 或 TESE。最后，睾丸置入阴囊内，用可吸收缝线关闭。

PESA

Craft 和 Shirvastav 首次介绍经皮附睾精子抽吸术（percutaneous epididymal sperm aspiration，PESA），在皮肤浸润和精索封闭局麻下，经过皮肤刺入附睾获得精子[19-20]。该方法可以在门诊进行，比 MESA/TESE 创伤小，不需要显微镜放大[21]。但相比睾丸抽吸和显微外科附睾抽吸，其获取精子的可靠性 /DNA 损伤引人关注[22]。然而，如果不能获得足够的精子，通过同样的方法可以进行睾丸抽吸（testicular aspiration，TESA），或者经过更充分的沟通后，在一段时间过后，进行创伤性较大的 MESA 或 TESE。NOA 不是 PESA 的适应证。

技术

用消毒液清洗阴囊，然后用生理盐水彻底冲洗残余的消毒液。在局麻下，触摸到附睾并用拇指和示指固定，用一个连接着含有 0.1ml 精子冲洗培养基的结核菌素针的 22~26G 针头通过阴囊皮肤直接刺入。在培养基和塞柱的橡皮塞之间留有一个气泡以防止橡皮和培养基直接接触。助手将塞柱一直拉到注射器的顶端以产生一个抽吸力。针轻柔而缓慢地进入附睾。针旋转 180° 然后退出一部分，留在附睾内。然后改变针的前进方向，这个过程中要一直抽吸。稍放松抽吸并将针从附睾中抽出。有时候可以看到几滴液体进入注射器，但其他时候，附睾抽吸物很稀少以至于看不见。有些作者描述用一个更大的蝶形针连接 20ml 的注射器可以更容易看见在蝶形管内的附睾液滴。每次抽吸预计最多不超过 0.3~1ml 液体[23]。注射器内容物被轻柔地冲洗入一个平皿中并检查精子的存在。如果看不到活动的精子，则从附睾尾到头部的方向移动，稍微改变位置重复穿刺。由于这是一个不可见的过程，有时候需要尝试数次才能找到质量好的精子。只有一篇文章描述了 PESA 在后面重建中的作用。笔者发现其并不影响进行重建手术[24]。

TESA

睾丸精子抽吸术（testicular sperm aspiration，TESA）是一种微创取精方法。由 Belker 于 1998 年首次阐述，已被证明是一种安全有效的取精手段，而且在我们机构，它是第一线取精方式，患者无需进行显微外科重建手术 [25]。据报道，受孕率达到 62%，分娩活婴率达到 50%[26]。为了从抽取物中取得足量精子，最好有组织胚胎学家在台旁进行即时分析和检测，以备立即使用或冷冻保存。如果取精量不足，还将实施创伤性更大的取精操作。

技术

用消毒液清洗阴囊，然后用生理盐水彻底冲洗残余的消毒液。可以使用抗焦虑药以减轻焦虑。局部麻醉以精索封闭辅以睾丸待抽吸部位皮肤麻醉形式进行。抽取足量麻药后，术者用手指固定好睾丸，在 Cameco 抽吸手柄的辅助下（见图 6.2），用 1 个 19G 的蝶形针连接 1 个 20ml 的注射器抽吸睾丸组织。经过相同的穿刺部位建造多条通路，抽取的组织和液体送到生殖实验室以确认成熟活动精子的存在。努力获得足够量的组织以保证至少 3 次新鲜的 IVF 循环。如果取不到足量的组织，可在对侧进行尝试。一旦取得了足量的组织，在穿刺部位加压直到充分止血。告知患者进行术后常规护理。

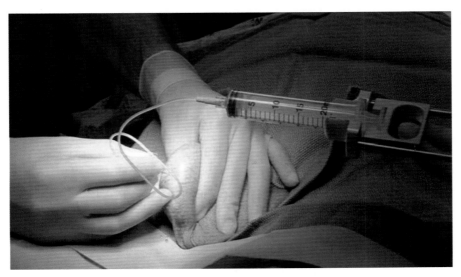

图6.2　TESA手术图片，卡梅科注射器产生负压，19号蝶针插入睾丸

睾丸组织可以被低温保存，拟低温保存的睾丸组织与等体积的精子冷冻保存液test yolk 缓冲液（TYB）和甘油混合，在室温下孵育。将等分为 1ml 的样本转入冻存管中。冻存管先在 2~6℃保存 60~90 分钟，再悬空置于液氮蒸汽中 30 分钟，然后浸没于液氮中 2 小时，并进行冻融后分析。

TESE

睾丸精子提取（testicular sperm extraction，TESE）或者打开睾丸进行活组织检查可以应用于梗阻性无精子症的情况，然而它更常用于非梗阻性无精子症（NOA）的诊断和治疗。其他取精技术已被证明有效性更高、创伤更小、并发症更少，因此TESE 渐渐不作为主要取精方式[20]。比起前述的经皮取精方式，它的花费也更高。

技术

在足量的麻醉下（局部、区域、全麻），在对生殖器消毒准备后，在皮纹线之间通过阴囊中线或横切口暴露睾丸，便可进行外科探查。或者，可以使用"开窗"技术而不需要暴露睾丸。整齐地切开鞘膜，检查睾丸。在血管之间沿着睾丸的前方做一横切口。在肉膜的下方可能会遇到血管，可以用双极电凝进行处理。检查附睾小管并用一把精细镊或者小持针器推开。人为挤压睾丸组织。一旦足量的睾丸组织被挤出便从其底部整齐切除，放入液体培养基的小管中，再交给实验室技术人员。重复上述步骤直到取到足够量的精子。用双极电凝止血。用 5-0 可吸收缝线关闭白膜。鞘膜和皮肤用较好的可吸收线缝合。

术后护理

各种取精方法的术后处理建议大致一样，但根据术者不同又有区别。所有的取精手术都是在门诊进行，要么在医院、门诊手术护理中心，要么在诊室。患者往往在经皮取精后的第二天或者开放手术后的 2~3 天又开始他们的正常活动。在术后往往需要穿戴阴囊托套以预防阴囊水肿和疼痛。3~5 天内不能从事重体力活动。在这段时间内，患者也不能过性生活。在没有禁忌的情况下，患者出院需带按需口服的麻醉镇痛药，并按计划服用消炎药物。

取精技术总结如下表

表6.1　梗阻性无精症取精术

	优点	缺点
MESA	与经皮取精相比，更容易一次性获得精子	与OR时间或麻醉相关的高额费用
	在一次麻醉下，可行重建术	需要显微镜
	发生血肿的风险减少	创伤大/修复期长
PESA	耗时少，可在诊所进行	可能得不到足量的精子
	不需要显微镜	血肿形成
	恢复期最短	可能在穿刺部位堵塞附睾
TESA	耗时少，可在诊所进行	可能得不到足量的精子
	不需要显微镜	血肿/鞘膜积血形成
	恢复期最短	睾丸萎缩风险
	可重复操作	
TESE	耗时少，可重复操作	需要探查
	不需要显微镜	创伤大/修复期长
		睾丸萎缩

并发症

　　不同的取精术会引起程度不等的并发症，包括持续疼痛、感染、鞘膜积液、出血/血肿、附睾梗阻、睾丸纤维化和睾丸萎缩。其他同行报道 MESA、PESA 和 TESA 会有很轻微的并发症[17, 26-27]。这些轻微的并发症在所有取精术中都是常见的。然而从近端附睾取精会引起纤维化和梗阻，或使后期的显微外科重建变得困难。经皮穿刺或开放式睾丸取精次数的增多会增加睾丸萎缩或纤维化的可能[28]。手术中显微系统的使用有助于避免血管的损伤。

梗阻性无精症患者取精的结果

　　梗阻性无精症的取精成功率通常是较好的，可达到 90%~100%[29]。但是，如果对比各种取精技术，会发现各有利弊。近期，一个研究各种取精技术的循证医学

Meta 分析"未发现充分的证据以支持推荐任何一种特定的取精术"[8]。取精术的选择最终取决于外科医生的经验和偏好，也受到实施过程中设备的限制。操作者应有特定的最安全和有效的技术，处理精子的实验室也要有特定的方法。

（吕金星 刘涛 译）

参考文献

1. Jarow JP, Espeland MA, Lipshultz LI. Evaluation of the azoospermic patient. J Urol. 1989;142:62–5.
2. Irvine DS. Epidemiology and aetiology of male infertility. Hum Reprod. 1998;13 Suppl 1:33–44.
3. Silber SJ, Nagy Z, Van Steirteghem A, et al. Andrology: conventional in-vitro fertilization versus intracytoplasmic sperm injection for patients requiring microsurgical sperm aspiration. Hum Reprod. 1994;9:1705.
4. Schlegel PN, Palermo GD, Rosewaks Z, et al. Micropuncture retrieval of epididymal sperm with in vitro fertilization: importance of in vitro micromanipulation techniques. Urology. 1995;241:238–41.
5. Kamal A, Fahmy I, Mansour R, et al. Does the outcome of ICSI in cases of obstructive azoospermia depend on the origin of the retrieved spermatozoa or the cause of obstruction? A comparative analysis. Fertil Steril. 2010;94:2135–40.
6. Nicopoullos JDM, Gilling Smith C, Ramsay JW, et al. The results of 154 ICSI cycles using surgically retrieved sperm from azoospermic men. Hum Reprod. 2004;19:579–85.
7. Schwarzer JU, Fiedler K, Lochner-Ernst D, et al. Sperm retrieval procedures and intracytoplasmatic spermatozoa injection with epididymal and testicular sperms. Urol Int. 2003;70: 119–23.
8. Proctor M, Johnson N, Phillipson G, et al. Techniques for surgical retrieval of sperm prior to intra-cytoplasmic sperm injection (ICSI) for azoospermia. Cochrane Database Syst Rev. 2008;2:CD002807.
9. Janzen N, Goldstein M, Schlegel PN, et al. Use of electively cryopreserved microsurgically aspirated epididymal sperm with IVF and intracytoplasmic sperm injection for obstructive azoospermia. Fertil Steril. 2000;74:696–701.
10. Nagy Z, Liu J, Van Steirteghem A, et al. Using ejaculated, fresh, and frozen-thawed epididymal and testicular spermatozoa gives rise to comparable results after intracytoplasmic sperm injection. Fertil Steril. 1995;63:808–15.
11. AUA Staff. The management of obstructive azoospermia: AUA best practice statement; 2010.
12. Yu J, Chen Z, Li Z, et al. CFTR mutations in men with congenital bilateral absence of the vas deferens (CBAVD): a systemic review and meta-analysis. Hum Reprod. 2012;27:25–35.
13. Silber SJ, Balmaceda J, Borrero C, et al. Pregnancy with sperm aspiration from the proximal head of the epididymis: a new treatment for congenital absence of the vas deferens. Fertil Steril. 1998;50:525–8.
14. Temple-Smith PD, Southwick GJ, de Kretser DM, et al. Human pregnancy by in vitro fertilization (IVF) using sperm aspirated from the epididymis. J Assist Reprod Gen. 1985;3:119–22.

15. Tournaye H, Devroey P, Van Steirteghem A, et al. Microsurgical epididymal sperm aspiration and intracytoplasmic sperm injection: a new effective approach to infertility as a result of congenital bilateral absence of the vas deferens. Fertil Steril. 1994;61:1045.

16. Tournaye H, Clasen K, Devroey P, et al. Fine needle aspiration versus open biopsy for testicular sperm recovery: a controlled study in azoospermic patients with normal spermatogenesis. Hum Reprod. 1998;13:901.

17. Nudell DM, Conaghan J, Turek PJ, et al. The mini-micro-epididymal sperm aspiration for sperm retrieval: a study of urological outcomes. Hum Reprod. 1998;13:1260.

18. Goldstein M. Surgical management of the infertile male. In: Campbell-Walsh urology. 10th ed.; 2012 pp 675–6.

19. Shrivastav P, Nadkarni P, Craft I, et al. Andrology: percutaneous epididymal sperm aspiration for obstructive azoospermia. Hum Reprod. 1994;9:2058.

20. Craft I, Tsirigotis M, Nicholson N, et al. Percutaneous epididymal sperm aspiration and intracytoplasmic sperm injection in the management of infertility due to obstructive azoospermia. Fertil Steril. 1995;63:1038–42.

21. Sheynkin YR, Ye Z, Schlegel PN, et al. Controlled comparison of percutaneous and microsurgical sperm retrieval in men with obstructive azoospermia. Hum Reprod. 1998;13:3086–9.

22. O'Connell M, McClure N, Lewis SEM. Mitochondrial DNA deletions and nuclear DNA fragmentation in testicular and epididymal human sperm. Hum Reprod. 2002;17:1565.

23. Esteves SC, Miyaoka R, Agarwal A. Sperm retrieval techniques for assisted reproduction. Int Braz J Urol. 2011;37:570–83.

24. Marmar JL, Sharlip I, Goldstein M. Results of vasovasostomy or vasoepididymostomy after failed percutaneous epididymal sperm aspirations. J Urol. 2008;179:1506–9.

25. Belker AM, Sherins RJ, Schulman JD, et al. Percutaneous testicular sperm aspiration: a convenient and effective office procedure to retrieve sperm for in vitro fertilization with intracytoplasmic sperm injection. J Urol. 1998;160:2058–62.

26. Garg T, Strawn E, Sandlow JI, et al. Outcomes after testicular aspiration and testicular tissue cryopreservation for obstructive azoospermia and ejaculatory dysfunction. J Urol. 2008;180:2577–80.

27. Wood S, Thomas K, Lewis-Jones I, et al. Postoperative pain, complications, and satisfaction rates in patients who undergo surgical sperm retrieval. Fertil Steril. 2003;79:56–62.

28. Schlegel PN, Su LM. Physiological consequences of testicular sperm extraction. Hum Reprod. 1997;12:1688–92.

29. Nicopoullos JDM, Gilling Smith C, Ramsay JWA, et al. Use of surgical sperm retrieval in azoospermic men: a meta-analysis. Fertil Steril. 2004;82:691–701.

第七章　显微外科睾丸精子提取的技术考虑

Peter N. Schlegel

译者按　非梗阻性无精症是男性不育症治疗中非常棘手的疾病。近年来随着睾丸显微取精技术的出现，这类患者去拥有他们生物学上的后代有了很大希望。睾丸显微取精术可以准确定位睾丸中的微小生精灶，能够最大限度地保证取精量，同时最大限度地减少非生精组织的损失。国内开展此类手术不足 5 年，取精成功率、妊娠率等方面与国外相比具有很大差异，需要显微外科医生与 ART 专家更为紧密的合作。

摘要　在过去 15 年中非梗阻性无精症（nonobstructive azoospermia, NOA）的治疗手段已经发生了根本的变化，从当初的医生仅可对此做出临床诊断而无良好的治疗方法可供选择，发展为今天的高度可治愈性。小体积的睾丸和促卵泡激素水平的升高是 NOA 患者的典型临床表现。因此，通常不需要做进一步的实验室评估或有创性检查，医生就可以上述指标为根据做出临床诊断。在所有男性人群中，只有超过 1% 的人可能患此病，但这却无疑是对泌尿外科医生的极大挑战。直到最近，由捐献者提供精子或是去领养孩子仍是一个 NOA 患者当父亲的唯一机会。显然，这些"替代"治疗手段并没有直接地有效治愈这种不育状态。最近，随着以下研究进展的逐级深入，我们有机会让这类患者去真正拥有他们生物学上的后代。20 世纪 90 年代中早期，Jow 等发现了此类患者睾丸中有潜在的精子出现（Jow et al. J Androl 14(3):194-8, 1993）；随后至 20 世纪 90 年代后期，我们尽可能地利用这些精子优化治疗手段去帮助这些 NOA 患者繁育后代。在这一章中，我们将就一种新开展的定义为显微外科睾丸精子提取术（microdissection testicular sperm extraction, Micro-TESE）的总体研究进展情况做一下概述（Schlegel, Hum Reprod 14(1):131-5, 1999）。这种显微外科技术可以很大程度上帮助医生准确定位睾丸中有精子产生的微小部位，下面我们将就它的应用性、安全性和有效性与其他精子提取术作对比探讨。

关键词　睾丸衰竭；无精症；显微外科；非梗阻性；睾丸精子提取术

P. N. Schlegel , M.D. (✉)
Department of Urology , Weill Cornell Medical College , 525 East 68th St. ,
New York , NY 10021 , USA

New York Presbyterian Hospital , Weill Cornell Medical Center , 525 East 68th St. ,
New York , NY 10021 , USA
e-mail: pnschleg@med.cornell.edu

J.I. Sandlow (ed.), *Microsurgery for Fertility Specialists: A Practical Text,*
DOI 10.1007/978-1-4614-4196-0_7, © Springer Science+Business Media New York 2013

引言

在过去 15 年中非梗阻性无精症（nonobstructive azoospermia, NOA）的治疗手段已经发生了根本的变化，从当初的医生仅可对此做出临床诊断而无良好的治疗方法可供选择发展为今天的高度可治愈性。小体积的睾丸和促卵泡激素水平的升高是 NOA 患者的典型临床表现。因此，通常不需要做进一步的实验室评估或有创性检查，医生就可以上述指标为根据做出临床诊断。在所有男性人群中，只有超过 1% 的人可能患此病，但这却无疑是对泌尿外科医生的极大挑战。直到最近，由捐献者提供精子或是去领养孩子仍是一个 NOA 患者当父亲的唯一机会。显然，这些"替代"治疗手段并没有直接地有效治愈这种不育状态。最近，随着研究的逐级深入，我们有机会让这类患者去真正拥有他们生物学上的后代。九十年代中早期，Jow 等发现了此类患者睾丸中有潜在的精子出现 [1]；随后至九十年代后期，我们尽可能地利用这些精子优化治疗手段去帮助这些 NOA 患者繁育后代。在这一章节中，我们将就一种新开展的定义为显微外科睾丸精子提取术（microdissection testicular sperm extraction, Micro-TESE）[2] 的总体研究进展情况做一下概述。这种显微外科技术可以很大程度上帮助医生准确定位睾丸中有精子产生的微小部位，下面我们将就它应用的安全性和有效性与其他精子提取术作对比探讨。

NOA 患者在精子发生方面有严重的缺陷，不能产生足够的精子去完成射精。尽管 NOA 患者有精子发生的缺陷，但最近的研究表明此类患者中至少有 60% 的人睾丸中确实有精子产生 [2]。NOA 患者的睾丸在组织学上经常是不正常的，表现为生精小管中只有睾丸支持细胞（Sertoli cell）出现、精子成熟阻滞或生精功能低下。生精小管中这几种异常形态通常会联合出现。一个睾丸病理学活检所得到的样本非常少（一般不超过所有生精小管的 5%）。因此，其对局部的小区域的生精功能的诊断能力非常有限。尽管把最高级的生精方式（而不是通常的生精方式）都作为一个预测的指标，去预测显微外科睾丸精子提取术的精子提取成功的能力也是很有限的。因此，诊断性活检和精子提取之间没有可靠的相关关系也就不足为奇。Tournaye 等的一个早期研究发现，在诊断性活检中睾丸支持细胞占主导型的患者精子提取率为 50%，而精子成熟阻滞或生精功能低下型的患者精子提取机会不大 [3]。

NOA 的睾丸病理变化都是一致的，这是大家对 NOA 最常混淆的概念之一。值得庆幸的是，NOA 的睾丸病理变化通常不是一致的，尤其是在那些精子生成障碍的患者当中。甚至在精子生成正常的男性中，其睾丸中也会有小块区域出现异常病理变化，即某区域只有睾丸支持细胞出现或是发生硬化。同样的，NOA 患者睾丸中也会有小块区域有正常的生精功能，其睾丸中一部分组织可能只有睾丸支持细胞出现，而同时另一部分组织却很可能有精子生成。这种不均一性的存在，解释了为什么睾丸病理活检对生精功能的诊断能力非常有限。这也帮助了我们理解为什么一个 NOA 患者射出的精液中没有精子而其睾丸中却有潜在的精子生成。只有充分理解了睾丸病理不均一性（结构上和功能上）这个概念，我们才能认识到 NOA 是可以被治愈的。

术前准备

对精子生成减少的患者进行基因检测，可以为医生对 NOA 患者进行诊断和判断预后提供非常重要的依据。在精子生成减少的患者中进行 Y 染色体微缺失检测和染色体核型分析，通常可以鉴别出 15%~20% 的 NOA 患者。克氏综合征（Klinefelter syndrome, 47, XXY）和 AZFc 片段缺失的患者有良好的预后（70%），而 AZFa 或 AZFb（或 AZFb+c）片段完全缺失的患者预后很差（接近于 0）。对于核型异常的患者，可以考虑行胚胎活检，检测是否有某些已知的遗传学异常可能传递给胎儿。

NOA 患者睾丸中精子生成的区域可能非常有限。在行各种侵入式的操作前，这种有限的精子生成区域外部条件必须达到最大的优化。如果精子生成刚刚开始就受到外界的干扰与损害，那么即使采取了先进与有效的外科技术手段，在睾丸中找不到存活的精子也是完全有可能的。有几种方法与措施可以提高患者精子的生成。精子生成需要 3 个月的周期，而且很容易被炎症和术后血肿所干扰破坏。因此，在行病理活检或其他阴囊部外科手术后，最少要经过 6 个月的时间，才能尝试行睾丸精子提取术 [4]。

NOA 患者有精索静脉曲张时，需考虑先行精索曲张静脉切除术，使精子生成拥有良好的外部条件，再行睾丸精子提取术。优化精子生成环境可使精子重新出现在精液中，这种益处是很吸引人的。但不幸的是，行精索曲张静脉切除术后可能需要 6 个月才能达到这个目标。在康奈尔医学院的一次对无精症合并精索静脉曲张患者的详细记录的研究中，只有 10% 的患者在行精索曲张静脉切除术后，射出的精液中重新有精子出现，从而无需进一步行睾丸精子提取术 [5]。并且，基于对治疗患者的回顾性研究结果，在行睾丸精子提取术前行精索曲张静脉切除术，患者的精子提取成功率并没受到影响。因此，对于精液中记录有精子出现或是有足够时间达此条件的患者（例如，他们的妻子小于 30~32 岁），如果他们因此而会有好的预后，我通常对他们的精索静脉曲张的修复持谨慎态度。

有很多 NOA 患者血清中睾酮水平是降低的，他们的睾丸中睾酮水平也是下降的。与低水平睾酮相关的是，这些患者体内雌激素水平通常是相对升高的，这提示睾丸中芳香化酶活性的升高是造成循环（血清）中睾酮水平降低的原因[6]。使用芳香化酶抑制剂如阿那曲唑（安美达），可以使这些血清睾酮低水平和睾酮／雌二醇比例降低的患者睾丸中睾酮水平增高。这种阿那曲唑在适应证外的应用方法，可以使少精症患者循环中睾酮水平升高和雌二醇水平降低，进而使精子的生成增加[7]。对于血清睾酮低水平和雌二醇相对高水平（例如睾酮＜300mg/dl和雌二醇＞30pg/ml）的患者，我们通常应用阿那曲唑口服每天1mg的剂量，一个月后复查睾酮与雌二醇水平以观察是否有效。我们并不一定使睾酮水平增加到能够使精液中重新出现精子的水平，但它可以恢复睾丸中睾酮水平和优化精子生成的条件。

治疗措施和体外受精

即使NOA患者睾丸中有精子出现，这种精子的活力也是很有限的。事实上，这些活力受限的精子在附睾中运输时是不能存活的，在此类患者射出的精液中检测不到有活力的精子的存在。因此，精子在其他条件如冷冻保存时的存活能力也是很有限的。我们发现，只有33%的NOA患者精子能够耐受冻融而仍然保有活力，这个比例是体外受精所需要的最低标准[8]。因为这个原因，我们在行精子提取术时与体外受精治疗周期的程序相对应，这样可以保证每次使用的精子都是新鲜的。当睾丸组织中无精子出现或是没有供者精子可供选择时，这次体外受精的治疗程序不得不被取消。

在时间安排上，精子提取通常要在卵细胞提取的前一天进行。在进行体外受精时，当精子提取不能安排在卵细胞提取的前一天进行，或卵巢刺激还没有成熟的卵泡发育形成，或射出的精液中事先没有观察到精子的出现时，精子提取可以与卵细胞提取安排在同一天进行。在怀孕成功概率上，精子提取安排在卵细胞提取前一天或同一天进行的区别不大。从NOA患者睾丸中提取出的精子，在其提取和过夜孵育后最少要具备抽动运动的能力。

手术入路

精子提取术的手术入路方式包括细针抽吸术、经皮睾丸活检术、开放睾丸活检术、多重睾丸活检（睾丸精子提取）术和显微外科睾丸精子提取术。细针抽吸术具有将有创性损伤减小到最低程度的优点。然而，细针抽吸术引起对睾丸功能的损害不仅是单纯穿刺那么简单。Tournaye等的一项关于外科精子提取的系统性文献综述研究中，讨论了至少在治疗睾丸支持细胞占主导型的患者时，外科精子提取作为

NOA 患者精子提取最有效的手段[9]。同时他们也报道，显微外科精子提取术引起睾丸内并发症的概率最小，细针抽吸术其次，而多重睾丸活检术引起并发症的概率最高。而在精子提取成功率方面，细针抽吸术成功提取精子的概率要比多重睾丸活检术低。总体上，显微外科精子提取术具有最高的精子提取成功率和最低的并发症发生率。

细针抽吸包括数次将一个 19~22 号针盲目刺入睾丸实质中，利用注射器抽吸形成的强大负压将组织吸出。小块的生精小管被吸至针头中，然后注射至精子培养基中。每个针吸的位点都要检测是否有精子出现。Turek 医生将此方法做了改良，利用细针抽吸术探索睾丸内部的生精区域，从而为将来的活组织检查作引导，称之为细针抽吸定位技术[10]。细针抽吸所得的标本需要做进一步详细的细胞学检查，其结果用来为随后的尝试精子提取做指引。随后，应用开放睾丸活检术做精子提取。尽管在报道中，他们细针抽吸定位术的成功率很高，但只有那些抽吸标本中确认有精子存在的患者才尝试做进一步的精子提取术。

在一项证实睾丸不均一性的早期研究中，Jow 等发现大约有 1/3 的 NOA 患者睾丸中有精子出现[11]。此次研究所用的是单次活组织检查技术，主要用于诊断目的。在关于精子提取和提取精子成功率的问题上，采用哪种技术手段更好产生了很大的疑惑。随后出现了多重睾丸活检精子提取术，在各种不同的临床研究中报道，其提取精子的成功率高达 50%。但不幸的是，睾丸的供血血管紧贴着白膜下走行，因此多重睾丸活检有损伤睾丸血供的风险。有临床案例报道，此术式损伤血管后彻底阻断睾丸血供造成睾丸功能缺失。Goldstein 等报道了一种鉴别睾丸被囊下血管走行的方法[11]。这种方法可帮助我们将睾丸血管损伤的风险降低到最小，并且在应用此方法进行诊断性睾丸活检后，有报道显示其并发症降低。手术用显微镜也可应用于睾丸探查，鉴别睾丸内部是否仍有精子生成的区域。这种方法定义为显微外科睾丸精子提取术[2]。简而言之，就是将睾丸在中部沿着赤道面充分切开，从而充分显露生精小管的生理走行方向，避免睾丸内部的血流受到损伤（图 7.1）。借助于放大倍数 15~20 倍的显微镜，可以鉴别出很有可能有精子出现的生精小管。如果一个生精小管中有精子产生，那么其往往比没有精子产生的生精小管中含有更多的细胞。与没有生精功能的生精小管相比，有充分生精功能的生精小管具有更大的体积和更晦暗的光泽。显微外科睾丸精子提取术可以鉴别出有精子产生的生精小管，同时可以提高精子提取的成功率和减少需要移除的睾丸组织。

显微外科睾丸精子提取术

为了尽可能多地使有潜在精子生成的睾丸组织被鉴别出来，显微解剖必须要探

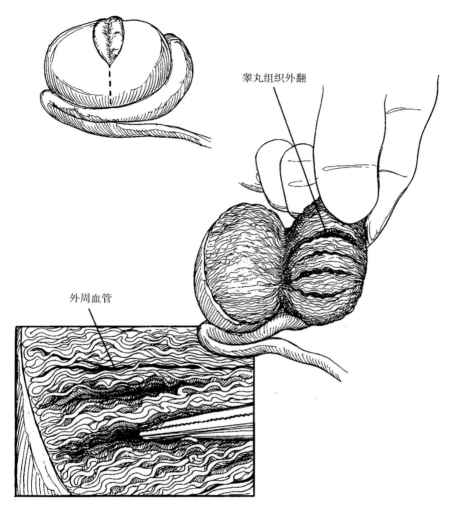

睾丸组织外翻

外周血管

图7.1　显微外科睾丸精子提取术详细图解，展示了睾丸切开充分暴露生精小管。白膜上行轻微加压使睾丸组织翻出，从而允许在睾丸内部进行深入的操作

查到睾丸内所有的生精小管区域。生精小管高度卷曲并被非常细小的隔膜分开，且其周围有与之平行的血管伴行（图7.1）。显微解剖技术可以解剖到生精小管间更深的区域，直至白膜层面。在显微解剖过程中，保持生精小管血液供应和避免生精小管与白膜分离非常重要。在生精小管和白膜间的空隙中存在很丰富的白膜下血管，其在显微解剖误触时很容易受到损伤而导致出血。显微解剖过程中使用的显微镜放大倍数越大，越容易鉴别出哪些生精小管是更粗或更正常。精子提取过程非常冗长

乏味，尤其在提取大体积的睾丸时，甚至是熟练掌握此显微外科技术的医师，也可能要花费数个小时才能安全而充分地完成睾丸内所有区域的探查。

技术要点

- 要沿着睾丸赤道面切开，得以充分暴露出生精小管的解剖结构。
- 只暴露出切开面的生精小管不足以找到尽可能多的生精区域。
- 与外周血管走行方向平行的入路解剖，有利于深入解剖睾丸内部组织。
- 对已解剖的生精小管轻微加压，对钝性分离组织非常重要。
- 白膜外加压使睾丸内组织翻出，利于显微解剖的进行。
- 也可以选择纵行切开睾丸白膜，但其会有损伤睾丸血供的巨大风险，不利于系统解剖生精小管的进行。

关于显微外科睾丸精子提取术的论文最初发表于 1999 年。据 Schlegel 的研究报道，以往利用多重睾丸活检术睾丸精子提取的成功率为 45%，应用显微外科睾丸精子提取术后其成功率升至 63%。在一项自身对照的研究中，患者的一侧睾丸单用多重睾丸活检术而另一侧行显微外科睾丸精子提取术，结果发现，应用后者方法睾丸精子提取成功的患者中有约三分之一的患者单用多重睾丸活检术提取不到精子。在另一项 Amer 等 2000 年的研究中，显微外科睾丸精子提取的成功率（47%）比标准的多重睾丸活检术的成功率（30%）高很多。此外，在术后急性和慢性并发症发生率方面，包括睾丸萎缩和血行阻断等，显微外科睾丸精子提取术发生的概率都要明显低很多[12]。在 Okada 等的一项更为深入的研究中，报道了显微外科睾丸精子提取术比标准的睾丸精子提取术有更高的精子提取成功率。尤其是在睾丸病理为睾丸支持细胞占主导型（睾丸生精小管的大小变异显著）的患者中，两者的成功率差异更大。作为对此项技术的更新研究，有 460 例 NOA 患者行显微外科睾丸精子提取术，其精子提取成功率为 62%，而标准的多重睾丸活检术成功率只有 32%[13]。在来自康奈尔医学院的 Ramasamy 等的一项回顾性综述研究中，论证了显微外科睾丸精子提取术的安全性。在这项研究中，借助于阴囊超声和睾酮水平的检测对患者进行一系列的随访，比较多重睾丸活检术或显微外科睾丸精子提取术的效应。结果发现，与应用了多重睾丸活检术的患者相比，应用了显微外科睾丸精子提取术的患者，其术后睾酮生成恢复得更早和更完全。在术后第 18 个月，应用了显微外科睾丸精子提取术的患者，其血清睾酮水平恢复至基线水平的 95%，而应用了多重睾丸活检术的患者血清睾酮只恢复至基线水平的 85%。与此类似，在应用了显微外科睾丸精子提取术的患者中，术后少见有利用阴囊超声探查到的急性和慢性并发症的发生。这种显微外科睾丸精子提取术的低并发症发生率，可能与其在术中的止血比较容易和彻底有关。

精子处理

如果 NOA 患者的睾丸组织中有精子生成，那么其一定在生精小管中出现。有创性地切碎睾丸组织有助于生精小管释放精子和精子的鉴定，从而提高精子提取的效率。与多重睾丸精子提取术相比，在行显微外科睾丸精子提取术的过程中，移除的睾丸组织数量通常要少得多（低 50 倍）。为了确保睾丸组织悬液已经被充分打碎，使精子很容易在操作室里的湿擦片上释放出来，睾丸组织悬液要经过一个 24-G 的胶网过滤使其充分悬浮。这种方法可使精子的产量增加 300 倍[14]。每一份生精小管增大的标本都要相继地经过检查，看是否有精子出现，只要发现有精子出现此检查过程即可终止。因为精子在经过冻融后其成活率下降，所以在精子提取过程中，有意地去除多余的睾丸组织可能会破坏当前睾丸的精子生成，而且会在睾丸内形成瘢痕组织，这些操作对将来可能要寻求的辅助生殖治疗是不利的。

康奈尔医学院显微外科睾丸精子提取术的总体研究结果

在经过 1357 次治疗周期（丈夫为 NOA 患者）的显微外科睾丸精子提取 - 体外受精治疗的研究后，康奈尔医学院已经得到了振奋人心的结果。研究所选的夫妇中，男性的平均年龄为 36.1 岁，女性为 31.8 岁。在治疗前，男性患者的平均初始血清促卵泡激素水平为 21.6 IU/L（标准为 1~8 IU/L），平均睾丸体积为 9.6 cm^3。在经过 1357 周期的显微外科睾丸精子提取体外受精治疗后，有 763 周期的丈夫精子提取成功（提取率 56.1%）。在精子提取成功的治疗周期中，精子成功结合卵细胞的成功率为 51.1%（4272/8365），而胚胎移植的成功率为 92%。在胚胎移植成功的案例中，临床证明怀孕（超声检测到胎心）的成功率为 49.1%（375/763），成功产下胎儿的成功率为 40%。最终，有超过 320 个婴儿在我们中心出生。其中，有 11% 的婴儿为双胞胎，小于 1% 的婴儿为三胞胎，其余均为单胎。

无精症并不能作为患者睾丸中是否有精子生成的指标。但有一种情况例外，当患者的 Y 染色上 AZFa 片段和 AZFb 片段完全缺失时，成功提取精子几乎是不可能的。

标准睾丸精子提取术失败后应用显微外科睾丸精子提取术

Ramasamy 等最近发表了一篇文章，介绍了显微外科睾丸精子提取术作为一种精子提取手段的优越性，其可以作为标准睾丸精子提取术失败患者的补救手段[15]。在这项研究中，在先前没有行睾丸活检的患者中，显微外科睾丸精子提取术成功提取精子的概率为 52%，在先前每侧睾丸曾尝试过 1 次或 2 次睾丸活检而精子提取失败的患者中，其成功提取精子的概率也仍有 50%。但在先前每侧睾丸曾经过 3~4 次或更多次睾丸活检精子提取失败的患者中，显微外科睾丸精子提取术的成功率为 22%。这些数据充分证明，盲目随机的睾丸活检精子提取法会忽略睾丸中很多的精子生成区域。事实上，行 1~2 次的睾丸活检不能充分地探查睾丸组织，其参考价值也不及直接行显微外科睾丸精子提取术充分。即使事先每侧睾丸曾经过 3 次或更多次的睾丸活检，显微外科睾丸精子提取术成功提取精子的概率仍有 22%。因此，行标准的睾丸精子提取术失败后，仍有机会利用显微外科睾丸精子提取术成功提取到精子。

预示显微外科睾丸精子提取术成功的指标

促卵泡激素

在康奈尔医学院的另一项研究中，分析了在利用显微外科睾丸精子提取术的男性患者中，血清促卵泡激素与精子提取成功之间的关系。结果发现，血清促卵泡激素水平在 15~30 IU/L、30~45 IU/L 或大于 45 IU/L 范围内的男性患者，精子提取成功率都是相似的（平均 63%）。甚至是那些血清促卵泡激素水平高于 90 IU/L 的患者，也可以利用显微外科睾丸精子提取术成功提取精子。这些结果表明，小区域范围内的精子发生是可能存在的，但其不足以影响血清促卵泡激素水平（或睾丸体积），可以通过显微外科睾丸精子提取术找到[16]。事实上，只有那些血清促卵泡激素水平低于 15 IU/L 的 NOA 患者，其精子提取成功率才与上述患者不在同一水平而只有 51%，这些患者精子成熟障碍的风险增大，常见有精子遗传物质异常，精子提取的成功率受到很大的影响[17]。上述研究表明，血清促卵泡激素水平是成功精子提取的一个有利预后因素。这些研究中所采用的精子提取方法大都为单次或多次的随机睾丸活检。这些结果表明，随机睾丸活检可以鉴定出睾丸内绝大部分生精区域，但是不足以找到睾丸内精子生成最为活跃的区域。这些回顾性研究结果，揭示了显微外科睾丸精子提取术应用于精子生成有严重缺陷患者中的优势，进一步支持了显微外科睾丸精子提取术为 NOA 患者最适宜的精子提取手段。

克氏综合征

克氏综合征是 NOA 的一种最严重的病例之一。这些患者的睾丸容量通常只有 2.5cm³，而且体内促卵泡激素的水平明显升高。在一个初步研究中，克氏综合征患者行显微外科睾丸精子提取术成功提取精子的概率为 71%。尽管这些患者的睾丸体积非常小，可精子提取的效果还比较满意，可能是因为显微外科睾丸精子提取术善于从睾丸中寻找较小的生精区域有关。

在此更新我们对 68 例经典的非嵌合体克氏综合征（47, XXY 或不包括 46, XY 的嵌合体）的研究结果，他们在我们研究中心经过了 88 周期的精子提取与体外受精治疗。另外有三次体外受精周期采用的是事先提取并冷冻的精子。总计有 68%（62/91）的概率成功提取到精子。在应用显微外科睾丸精子提取术成功提取精子的治疗周期中，精子与卵细胞结合的成功率为 55%，胚胎移植成功率为 83%（51/62），临床证明怀孕的概率为 53%（33/62），共有 44 个婴儿成功出生。所有出生的婴儿都是健康的（即都为女孩 46, XX 和男孩 46, XY）。克氏综合征患者事先利用睾丸活检术，并不能预测将来利用显微外科睾丸精子提取术是否会成功。尽管大部分此类患者睾丸病理活检时显示为只有睾丸支持细胞型，但仍然有 70% 的患者随后应用显微外科睾丸精子提取术成功寻找到精子。其中有两例患者事先行睾丸活检术并没有找到精子的存在，而利用显微外科睾丸精子提取术却成功提取到了精子。这些结果说明了，尽管有遗传学异常存在，这些患者仍有可能通过显微外科睾丸精子提取体外受精方法而进行生育[18]。

隐睾症病史

经过睾丸固定术治疗的，有隐睾症病史的男性患者，占 NOA 患者总数的 7%~10%。这些患者可能在已经过了所推荐的最佳睾丸固定术治疗的年龄后（1 岁前），才经过手术纠正睾丸的位置。在一些病例中，患者在已经成年后，睾丸还仍在腹股沟内或是腹腔内。据在康奈尔医学院的观察，此种情况下睾丸的血管生成是正常的，但多数病例睾丸的位置是不正常的，如前位附睾。这些观察结果反映了无精症潜在的不同原因，但却使外科探查变得十分困难。鉴于大多数隐睾症患者是可以生育的，而患者经过睾丸固定却出现了无精，这些患者必定是有异常的。我们怀疑这些异常无精症患者的睾丸血管受到了损伤，也许是在睾丸下极缝合时限制了动脉的血流，此白膜下区域正是动脉经过的地方。

值得庆幸的是，有隐睾症病史的无精症患者的精子提取成功率还是很乐观的，总体上可达74%。在10岁之前行睾丸固定术的无精症患者，其精子提取成功率要比晚些再行睾丸固定术的无精症患者高。然而，有一些曾尝试过睾丸固定术的成年男性无精症患者，虽然其睾丸还停留在腹股沟中，但精子提取还是可以成功的。目前，我们还没有从腹腔内成功提取精子的先例，所以具有隐睾症的青年或成年男性患者，其在提取精子前行睾丸固定术还是有临床意义的[19]。

化学治疗史

在另一项队列研究中，有73例因各种疾病具有化疗史的患者尝试了84次睾丸精子提取术，用来治疗持续性NOA。所有的患者都出现了无精，并且最少距化疗结束6年以上。化疗结束距睾丸精子提取的时间间隔平均为19年。精子提取成功率为43%（36/84），有50%（14/42）的夫妇怀孕成功。淋巴瘤患者化疗后精子提取成功率为33%（14/42），而生殖细胞瘤患者化疗后精子提取的成功率达85%。诊断性病理活检对判断精子提取的预后没有帮助。尽管有部分生精小管内有生殖细胞出现，但这类患者的睾丸病理形态大部分都为睾丸支持细胞占主导型。应用烷化剂治疗的患者，其精子提取成功率只有21%，比应用其他药物化疗后的患者提取率要低[20]。

Y 染色体微缺失

Y染色体微缺失的遗传学检测，对判断睾丸精子提取是否可以成功具有非常重要的意义。对于AZFb片段完全缺失的男性患者来说，睾丸精子提取成功的概率会受到严重影响。据我们的临床经验，在23例包括AZFb片段在内的Y染色体部分缺失的患者中，没有一例经过睾丸精子提取成功的患者。而同时在无AZFb片段缺失的NOA患者中，精子提取的成功率为67%（85/126）。AZFa片段的完全缺失似乎总是与病理为只有睾丸支持细胞型的患者相关，精子提取的机会也不大。在我们中心做诊断性病理活检或睾丸精子提取的患者中，有10例AZFa片段完全缺失的患者，无一例在睾丸中发现精子的存在。因此，对于 AZFa 片段或 AZFb 片段完全缺失的患者来说，我们不推荐他们做显微外科睾丸精子提取 [21]。

利用从 Y 染色体微缺失患者体内提取出的精子做体外受精，其成功致孕的概率与从其他精子产量类似的夫妇体内提取的精子致孕的概率很接近。对于只有 AZFc 片段缺失（我们中心 Y 染色体缺失的患者中，唯一有精子出现的）的患者，其射出的精液中会有很少量的精子出现。而对于只有 AZFc 片段缺失的无精症患者，大部分（50%~75%）可以通过睾丸活检或显微外科睾丸精子提取而获得精子 [20]。我们报道过 AZFc 片段微缺失的男性患者，共经过 27 个体外受精治疗周期，其中 12 例为无精症患者，15 例为严重少精症患者。他们临床致孕的概率与无此片段缺失的患者相当。所有出生的孩子的表型都是正常的，但是我们预料他们基因组会有 AZFc 片段的缺失，将来也会有精子生成方面的缺陷 [22]。

总结

大部分 NOA 患者从睾丸中成功提取出精子都是有可能的。尽管患者的睾丸功能严重异常，但还是可能在某些有限的区域中寻找到精子的生成。对于这些患者来说，显微外科睾丸精子提取术是一个有效的治疗方法。尽管有促卵泡激素明显升高、睾丸的容量过小和不育症相关的病症（如克氏综合征）等不利因素干扰，尽管它的操作还比较冗长复杂，但显微外科睾丸精子提取术为此类疾病提供了一个治愈的方法和手段。

（张志超　田文杰　译）

参考文献

1. Jow WW, Steckel J, Schlegel PN, Magid MS, Goldstein M. Motile sperm in human testis biopsy specimens. J Androl. 1993;14(3):194–8.
2. Schlegel PN. Testicular sperm extraction: microdissection improves sperm yield with minimal tissue excision. Hum Reprod. 1999;14(1):131–5.
3. Tournaye H, Liu J, Nagy PZ, Camus M, Goossens A, Silber S, Van Steirteghem AC, Devroey P. Correlation between testicular histology and outcome after intracytoplasmic sperm injection using testicular spermatozoa. Hum Reprod. 1996;11(1):127–32.
4. Schlegel PN, Su LM. Physiological consequences of testicular sperm extraction. Hum Reprod. 1997;12(8):1688–92.
5. Schlegel PN, Kaufmann J. Role of varicocelectomy in men with nonobstructive azoospermia. Fertil Steril. 2004;81(6):1585–8.
6. Pavlovich CP, King P, Goldstein M, Schlegel PN. Evidence of a treatable endocrinopathy in infertile men. J Urol. 2001;165(3):837–41.

7. Raman JD, Schlegel PN. Aromatase inhibitors for male infertility. J Urol. 2002;167(2 Pt 1): 624–9.

8. Schlegel PN, Liotta D, Hariprashad J, Veeck LL. Fresh testicular sperm from men with nonobstructive azoospermia works best for ICSI. Urology. 2004;64(6):1069–71.

9. Donoso P, Tournaye H, Devroey P. Which is the best sperm retrieval technique for NOA? A systematic review. Hum Reprod Update. 2007;13(6):539–49.

10. Turek PJ, Cha I, Ljung BM. Systematic fine-needle aspiration of the testis: correlation to biopsy and results of organ "mapping" for mature sperm in azoospermic men. Urology. 1997;49(5):743–8.

11. Dardashti K, Williams RH, Goldstein M. Microsurgical testis biopsy: a novel technique for retrieval of testicular tissue. J Urol. 2000;163(4):1206–7.

12. Amer M, Ateyah A, Hany R, Zohdy W. Prospective comparative study between microsurgical and conventional testicular sperm extraction in NOA: follow-up by serial ultrasound examinations. Hum Reprod. 2000;15(3):653–6.

13. Okada H, Dobashi M, Yamazaki T, Hara I, Fujisawa M, Arakawa S, Kamidono S. Conventional versus microdissection testicular sperm extraction for nonobstructive azoospermia. J Urol. 2002;168(3):1063–7.

14. Ostad M, Liotta D, Ye Z, Schlegel PN. Testicular sperm extraction for nonobstructive azoospermia: results of a multibiopsy approach with optimized tissue dispersion. Urology. 1998;52(4):692–6.

15. Ramasamy R, Schlegel PN. Microdissection testicular sperm extraction: effect of prior biopsy on success of sperm retrieval. J Urol. 2007;177(4):1447–9.

16. Ramasamy R, Lin K, Gosden LV, Rosenwaks Z, Palermo GD, Schlegel PN. High serum FSH levels in men with nonobstructive azoospermia does not affect success of microdissection testicular sperm extraction. Fertil Steril. 2009;92(2):590–3.

17. Hung AJ, King P, Schlegel PN. Uniform testicular maturation arrest: a unique subset of men with nonobstructive azoospermia. J Urol. 2007;178(2):608–12.

18. Ramasamy R, Ricci JA, Palermo GD, Gosden LV, Rosenwaks Z, Schlegel PN. Successful fertility treatment for Klinefelter's syndrome. J Urol. 2009;182(3):1108–13.

19. Raman JD, Schlegel PN. Testicular sperm extraction with intracytoplasmic sperm injection is successful for the treatment of nonobstructive azoospermia associated with cryptorchidism. J Urol. 2003;170(4 Pt 1):1287–90.

20. Hsiao W, Stahl PJ, Osterberg EC, Nejat E, Palermo GD, Rosenwaks Z, Schlegel PN. Successful treatment of postchemotherapy azoospermia with microsurgical testicular sperm extraction: the Weill Cornell experience. J Clin Oncol. 2011;29(12):1607–11.

21. Hopps CV, Mielnik A, Goldstein M, Palermo GD, Rosenwaks Z, Schlegel PN. Detection of sperm in men with Y chromosome microdeletions of the AZFa, AZFb and AZFc regions. Hum Reprod. 2003;18(8):1660–5.

22. Choi JM, Chung P, Veeck L, Mielnik A, Palermo GD, Schlegel PN. AZF microdeletions of the Y chromosome and in vitro fertilization outcome. Fertil Steril. 2004;81(2):337–41.

第八章　非不育阴囊显微外科手术

Akanksha Mehta · Marc Goldstein

译者按　显微外科技术应用于泌尿外科，不仅可以有利于生殖，还可以治疗一些非生殖性疾病，包括尿道重建治疗尿道下裂、睾丸自体移植治疗隐睾、精索去神经术治疗慢性睾丸疼痛等等。之所以将手术操作精细化，主要目的还是希望手术疗效的最大化、并发症发生的最小化，当然还要根据患者的具体情况、医院的条件、手术医生的习惯和观念。

摘要　在泌尿外科，采用显微外科技术行非不育手术的数量逐年增多。过去三十多年所发表的论文，描述了显微外科手术在泌尿外科的应用，包括阴茎、阴囊、上尿路重建、睾丸自体移植治疗隐睾症、睾丸切除治疗睾丸肿瘤、精索去神经治疗慢性疼痛，以及疝修补、鞘膜积液切除术、精索静脉切除术等泌尿外科常规手术。对于高水平的显微外科医生，已报道取得了很好的治疗成果。随着显微外科技术的不断进步和后备显微外科医生的培养，显微外科手术的重要性也必将不断提高。

关键词　隐睾症；去神经；附睾囊肿；鞘膜积液疝修补术；髂腹股沟神经；淋巴水肿；淋巴静脉吻合术；显微外科；睾丸痛；睾丸固定术；精液囊肿；精液囊肿切除术；自体睾丸移植术；睾丸再植术；睾丸未降；血管吻合术

引言

自 20 世纪 70 年代，Silber[1] 和 Owen[2] 引入显微外科输精管再吻合术，显微外科已变为泌尿外科的一个亚学科。光学放大、照明、显微外科设备和缝合的巨大技

A. Mehta , M.D. (✉)
Department of Urology , Weill Cornell Medical College, Cornell University ,
525 East 68th St., Starr 900 , New York , NY 10065 , USA
e-mail: akm9009@med.cornell.edu

M. Goldstein , M.D.
Department of Urology, Center for Male Reproductive Medicine and Microsurgery ,
Weill Cornell Medical College, Cornell University , 525 East 68th St. ,
Box 580 , New York , NY 10065 , USA
e-mail: mgoldst@mail.med.cornell.edu

J.I. Sandlow (ed.), *Microsurgery for Fertility Specialists: A Practical Text*,
DOI 10.1007/978-1-4614-4196-0_8, © Springer Science+Business Media New York 2013

术进步，使显微外科技术取得了长足进展，并使之得以应用于泌尿外科的各个方面。

除了男性生殖道手术，如输精管吻合术、输精管附睾吻合术，以及用于治疗梗阻性和非梗阻性无精症的睾丸和附睾取精，显微外科手术还应用于阴茎、阴囊和上尿路的重建。显微外科阴茎血管重建治疗血管性勃起功能障碍，已在若干研究中取得成功 [3-4]；其效用也被考虑用于改进后尿路重建的移植效果 [5]。对于儿科患者，用手术显微镜行尿道下裂修复术显示出了与 3.5× 放大镜等同或更佳的治疗效果 [6]。显微外科自体睾丸移植术治疗儿童隐睾症也取得了一定成绩 [7]。最近，德国睾丸癌研究小组研究显示，保留睾丸手术治疗睾丸癌是安全有效的 [8]。在这种背景下，显微外科睾丸探查可实现准确识别并切除目的损伤，边缘合适且对周围实质的创伤最小 [9-10]。显微外科手术在上尿路同样也发挥了重要作用。Brannen 等 [11] 报道了在器官移植背景下的显微血管修复，力图最大程度地保留肾功能。同样，显微外科输尿管端端吻合也取得了良好的长期预后效果，使患者避免了尿流改道 [12-14]。

显微精索静脉结扎术已成为精索静脉曲张治疗的金标准，研究显示其并发症少、复发率低。通常将精液参数降低和疼痛作为曲张精索静脉切除术的适应证，目前有证据表明曲张精索静脉切除术后可改善血清睾酮水平，这促使不少学者倡导在适当的临床背景下通过显微精索静脉结扎术治疗雄激素缺乏症 [15-16]。

尽管显微手术在泌尿外科的应用适应证是男性不育症，但显微外科手术的诸多优势显然也可应用于非不育性疾病治疗。本章将讨论显微技术在非不育性外科手术中的应用，重点是精液囊肿切除术、鞘膜积液切除术、疝修补术、去神经、血管和淋巴管重建术。读者可参考第三、九、十三章，以便详细了解显微外科技术在曲张精索静脉切除术、保留睾丸手术、阴茎血管重建术中的应用。

显微外科手术的优势和不足

手术显微镜可使手术视野放大 6~25 倍，因此可极大促进术者的视敏度及手术精细程度。视野放大后，也更利于精细止血和避免医源性损伤。显微手术最适于实施精细解剖和吻合操作，以及那些旨在保护手术区周围组织的操作。但同时，手术显微镜和其他显微手术设备价格较高。显微外科技术的培训也需要花费大量时间和耐心。术者在术前的病例选择上也应当仔细，并依据各种手术的效果进行选择。

精索去神经术

慢性睾丸痛，定义为不可解释的、间歇或持续性单侧或双侧睾丸痛，持续 3 月以上[17]，是泌尿外科医师面临的棘手问题之一。大多数患者在就诊前已受慢性睾丸痛困扰多年，尽管慢性睾丸痛最后都需要外科治疗，但患者在此之前大多尝试过多种其他治疗方式，如服用抗炎药、抗菌药、抗抑郁药，但往往效果不佳。

手术方式治疗自发性慢性睾丸疼痛包括：附睾切除术、睾丸切除术、精索去神经显微手术（microsurgical denervation of the spermatic cord，MDSC）。文献报道各类治疗方式的成功率从20%[18]到96%[19]不等。尽管如此，最近关于精索去神经手术的一系列研究表明，该治疗方式具有更加一致和可喜的疗效。在这些关于精索去神经手术的研究中，样本量最大的研究包括95位患者，随访平均20.3个月，有71%的患者睾丸痛完全缓解、17%患者部分缓解、11%患者没有任何缓解[17]。最严重的并发症是睾丸萎缩，72例中有2例发生。在一项包含35例患者的小样本研究中，MDSC术后随访31.5个月未发现并发症。

患者选择至关重要。预行MDSC的患者应当没有可识别的不可逆性病变，并被证明对局麻药诱导的精索神经阻滞部分或完全起反应。腹股沟切口后，可见精索类似于烟卷式引流管，如图8.1所示。辨认并分离髂腹股沟神经，将神经切断一部分以防止神经断端重聚。打开精索筋膜的外层和内层。识别并保留睾丸、提睾肌、动脉、淋巴管。同时，注意识别并保留输精管。剩余的提睾肌纤维、静脉、血管周围筋膜应结扎并切断。

慢性睾丸痛被认为是由中枢和周围神经系统疼痛通路的持续激活引起的。MDSC由Devine和Schellhammer首次报道[20]，这种保留睾丸的外科治疗方式在过去的十几年中普遍用于治疗睾丸慢性疼痛。

采用显微外科技术无疑会有助于提高手术成功率高，并使与此手术相关的并发症发生率降低。

鞘膜积液切除术

鞘膜积液切除术，连同腹股沟疝修补术、精液囊肿切除术、肾移植术、阑尾切除术，均是造成输精管医源性损伤公认的原因。在内环口修补进行鞘膜切除或鞘膜翻转时，因意外切断或缝扎使附睾或精索造成损伤，致使上述结构粘连到鞘膜上[21]。Zahalsky等报道，在行鞘膜积液切除术时，附睾单一器官损伤发生率约为5.62%[22]。

术前，应行阴囊彩超排除睾丸肿瘤。沿睾丸皱褶横切口，推开睾丸，辨认精索和输精管并放置烟卷式引流管。在显微镜下在鞘膜做一开口，引流出鞘膜中的液体。在鞘膜积液切除术过程中应用手术显微镜，可清晰地看到输精管、脉管和附睾，因此能降低医源性损伤的发生率。利用手术室的光源行透光试验可帮助分辨附

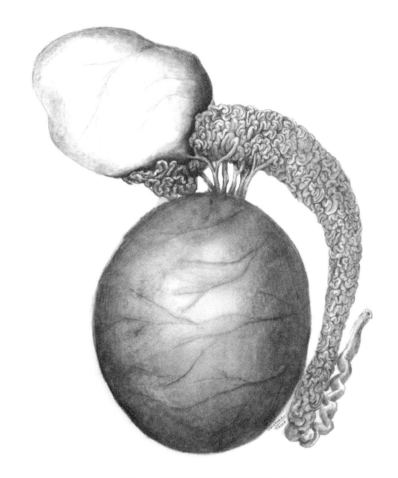

图8.1 精液囊肿显微外科切除术

睾和血管，但囊壁较厚或积液时间较长时透光试验阴性。输精管应从精索明确位置并到输精管附睾结合处，在附睾边界不清的患者，手术显微镜就变得尤为重要，因为在切除积液囊时需要借助显微镜确保不误伤附睾管。切除多余的鞘膜，在附睾周围保留一指宽的边界区域。然后，通过折叠鞘膜的边缘止血。通过双极电凝控制小的出血点。尽管目前还没有已发表的数据就显微外科手术和非显微外科手术对鞘膜积液的效果进行对比，但根据我们的经验，显微外科手术在没有显著延长手术时间的情况下可减少医源性并发症的发生率。

精液囊肿切除术

精液囊肿位于睾丸外，是位于附睾头部的含有精子的囊肿。主要由精子输出管道扩张引起，可能与精子输出管道远端梗阻有关。因此，精液囊肿不同于附睾头，因为后者内部不含有精子。精液囊肿手术适应证是疼痛或因体积过大造成不适；从精液囊肿中吸出的精子通常质量低下，且不能用于宫内人工授精；但对于输精管和附睾管梗阻性无精症患者，这些精子可作为早期精子储存库用于体外人工授精和宫腔内精子注射。

沿睾丸皱褶横切口，推开睾丸，鞘膜打开后可看到睾丸、附睾、精液囊肿。通过显微操作，将精液囊肿从附睾切除，如图8.2。仔细操作，避免穿透精液囊肿。

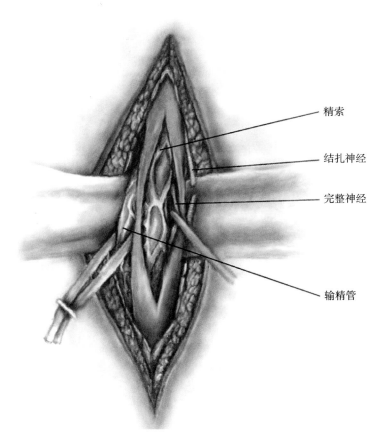

精索

结扎神经

完整神经

输精管

图8.2　显微精索去神经术

分离的精液输出管道用 5-0 的可吸收线结扎，完整切除精液囊肿。在已报道的显微外科精液囊肿切除术研究中，23 位男性患者接受了 36 次显微外科精液囊肿切除术，术后平均随访时间 17.3 个月，未发现术后并发症和复发 [23]。相反，对于已报道的非显微外科精液囊肿切除术研究中，并发症发生率为 10%~30%，有 17.12% 的患者发生了附睾损伤 [22]。

手术显微镜的光学放大效果使得附睾精液囊肿易于分离，可清晰辨认精液囊肿颈并结扎，能预防对周围附睾管的损伤。与非显微外科手术方式相比，显微外科手术术后疗效和复发均显著改善。上述手术方式因阻断了与精液输出管道的交通，因此不需要结扎输出管，使其也可应用于附睾囊肿。

疝修补术

腹股沟疝修补术是输精管医源性损伤最常见的原因，可引起梗阻性无精症，也可损伤睾丸血供，导致缺血性睾丸炎和睾丸萎缩 [24]。对于腹股沟斜疝的修补，需要将疝囊从其内容物精索表面剥离并结扎，因疝囊常粘连于输精管，故难度较大。此外，疝修补术放置疝修补片时可损伤髂腹股沟神经或生殖股神经，造成术后神经性疼痛。

在位于内环与外环之间的腹股沟皱褶处做一皮肤切口。确认腹壁浅动脉和腹壁浅静脉，结扎、切断。沿纤维走行方向切开腹外斜肌腱膜，并用 Scott 牵引器牵开。在 10× 放大倍数下，辨认并分离髂腹股沟神经。在精索的前内侧找到疝囊，分离精索周围组织结构直到内环水平，缝扎并切除疝囊。保留输精管、输精管血管和精索内动脉。将预先留置开口的疝修补片放置到精索周围，并将其固定在腹股沟管的下壁。再次检查髂腹股沟神经，以确保没有包裹到疝修补片中。然后，将疝修补片围绕精索缝制成管状，并用 2-0 单丝可吸收线间断缝合固定到耻骨结节上。腹外斜肌腱膜用可吸收缝线关闭。即便神经被意外缝合在内，用持续时间长但可吸收的缝线也可降低神经卡压综合征发生的风险。

显微辅助疝修补术可单独完成，也可同时行同侧或对侧曲张精索静脉切除术。手术显微镜的使用可以减少医源性损伤和泌尿系统并发症的发生，可考虑用于治疗复发性或难治性腹股沟斜疝修复术。

阴囊血管和淋巴管手术

阴囊淋巴水肿可以是原发性的，也可继发于寄生虫感染、放射损伤、根治性盆腔手术。淋巴水肿的常规治疗方式是切除病变组织，但这种方法是有创性的，并有复发风险[25]。基于既往治疗上下肢淋巴水肿的治疗方式，生殖器淋巴水肿显微外科手术最早于 1981 年由 Huang 报道[26]。

在其早期手术中，作者采用双侧阴囊弧形切口，通过皮下注射亚甲蓝显示阴囊淋巴系统。在手术显微镜下，将被亚甲蓝染色的淋巴管吻合到阴囊浅表静脉上[27]。每侧可吻合的最大数量是 2 支。接受此手术的 3 位患者，睾丸体积恢复到正常大小，在随后的 18 个月随访过程中依然保持正常大小。作者注意到选择合适的患者至关重要。细胞间隙内长期过多淋巴液积聚会导致慢性炎症，淋巴管受压迫，最终使外科重建难度增加[27]。因此，淋巴管静脉吻合最好在纤维化发生之前进行。

Mukenge 等对上述方式进行了改进，采用精索淋巴管与蔓状静脉丛进行吻合，从而实现睾丸淋巴引流[28]。在他们的研究中，所有 5 位患者在阴囊体积、质地、颜色方面均观察到了显著的改善，患者不适感降低。在随后的 3 年随访中，水肿消退 90%~100%[28]。

淋巴静脉显微吻合术相较于常规阴囊成形术，其优点在于对阴囊和精索实行局限性解剖，对组织损伤小、出血少，组织蜂窝织炎和阴囊水肿等并发症发生率显著降低。因为阴囊淋巴水肿并不常见，关于淋巴静脉显微吻合的经验介绍非常欠缺。该手术的不足之处在于手术耗时不同，Mukenge 报道在一些长期存在睾丸水肿和纤维化的患者中，手术时间可能长达 7 小时[28]。

睾丸自体移植和再植术

足月婴儿出生时睾丸未降发生率约为 3%。大部分隐睾患者会在生后一年自发性下降，有 0.8% 的男性婴儿在 1 岁时仍未发生睾丸下降。对于腹腔内睾丸，自从 Fowler 和 Stephens 报道以来[29]，行阶段性睾丸固定术，分离精索血管、睾丸松解、阴囊睾丸固定术，已成为主要的手术方式。随着腹腔镜和微创技术的引入，手术难度大大降低。

作为 Fowler-Stephens 手术的替代方式，Silber 和 Kelly 报道将高位腹腔内睾丸迁移到阴囊后采用显微血管吻合术恢复睾丸血供[30]。多年来，上述手术方式已发生了少量改变[7]。为了避免损伤下腹血管，开口改为腹股沟高位开口。经腹膜后位进入并找到睾丸。为了睾丸移植后血管吻合有足够长度，行高位结扎睾丸动静脉。睾丸伴随腹膜和输精管走行很长一段距离。在阴囊创建一个额外的囊袋，以便在一个独立的位置安放睾丸，使输精管不存在张力。然后，分离腹壁下血管并在远端结扎，保留长度为自髂外血管发出端约 8~9cm。沿此长度的小血管分支也要结扎。

在显微镜下，清除过多的外膜组织，并用肝素生理盐水灌注。在睾丸和腹壁下动脉血管之间用 10-0 的尼龙缝线行端端吻合或端侧吻合，根据体积差异，睾丸和腹壁下静脉的端端吻合就足够了。然后，将睾丸固定到肉膜构成的囊袋上。

许多研究团队已报道了睾丸显微自体移植术的良好远期效果。在一项由 Bukowsk 等报道的研究中，30 例睾丸自体移植中有超过 95% 的患者获得长达 17 年的良好效果 [7]。结合其他研究的结果，累计成功率超过 88%~95%[31-33]。尽管具有可喜的结果，但因为需要手术显微镜、显微外科技术和较长的手术时长，睾丸显微自体移植术并未得到广泛采用。最近研究表明，联合腹腔镜切除睾丸时具有较低的发病率和较大的血管蒂保留长度，采用显微血管吻合术也有报道 [34-35]，即便是在那些 Fowler–Stephens 睾丸固定术失败的患者身上，这种手术方式也具有较高的成功率 [34]。在高位腹腔内睾丸患者身上利用显微外科手术行睾丸固定术的数量也将不断增加。

自从引入手术显微镜以来，已有多个不同的实验方案用以评估各类相似手术方式下行睾丸移植术的效果。在一些患者身上，实现有功能性的睾丸移植已获得成功 [36]。尽管如此，为一些患者如免疫抑制患者实行睾丸移植的风险要远远大于获得的收益，在此情况下不推荐行睾丸移植术。

显微外科技术也被用于外伤性睾丸撕脱患者的睾丸再植术 [37-39]，这类患者同时伴有或不伴有阴茎撕脱伤。尽管无大系列研究且可能存在报道偏倚，有一病例综述显示了合理结果。在所有的病例报道中，被移植的睾丸仍然是存活的，并保留了原有的组织结构和睾酮形成功能[37-39]。生精功能在所有的报道中均未提及。有趣的是，有一病例报道提到暂时将外伤撕脱的睾丸异位移植到前臂，然后通过显微外科手术又将睾丸移植回会阴 [38]。在一单侧睾丸损伤的报道中，对侧睾丸正常，其生育和激素形成功能不会受到严重影响。当仅单侧存在睾丸或对侧睾丸萎缩时推荐使用睾丸再植术。

总结

显微外科技术可应用于除男性不育手术之外的其他泌尿外科领域。尽管如此，光学放大、减小组织损伤、精细止血等显微外科的优点必须与其不足综合考虑，如手术花费、手术耗时、外科医师的手术技巧等。正如本章所讨论的，在经筛选的合适患者身上实行显微外科手术可取的良好的手术效果。得益于手术显微镜的应用，精索去神经手术、淋巴血管吻合术等精细操作的能力大大提高。同样重要的是，在显微镜下手术可使曲张精索静脉切除术、鞘膜积液切除术、精液囊肿切除术的术后并发症大大减少。随着显微外科技术、显微外科医师训练的不断进步，显微外科技术在泌尿外科的应用也将继续拓展。

（朱一辰 许永德 译）

参考文献

1. Silber JS. Microsurgery in clinical urology. Urology. 1975;6(2):150–3.
2. Owen ER. Microsurgical vasovasostomy. A reliable vasectomy reversal. Aust N Z J Surg. 1977;47(3):305–9.
3. Melman A, Riccardi R. The success of microsurgical penile revascularization in treating arteriogenic impotence. Int J Impot Res. 1993;5(1):47–52.
4. Janssen T, Sarramon JP, et al. Microsurgical arterio-arterial and arterio-venous penile revascularization in patients with pure arteriogenic impotence. Br J Urol. 1994;73(5):561–5.
5. Nelson AK, Wessells H, Friedrich JB. Review of microsurgical posterior urethral reconstruction. J Reconstr Microsurg. 2011;27(3):179–86.
6. Shapiro SR. Hypospadias repair: optical magnification versus Zeiss reconstruction microscope. Urology. 1989;33(1):43–6.
7. Bukowski TP, Wacksman J, et al. Testicular autotransplantation for the intra-abdominal testis. Microsurgery. 1995;16:290–5.
8. Heidenreich A, Weissbach L, et al. Organ sparing surgery for malignant germ cell tumor of the testis. J Urol. 2001;166:2161–5.
9. Hopps CV, Goldstein M. Ultrasound guided needle localization and microsurgical exploration for incidental non-palpable testicular tumors. J Urol. 2002;168:1084–7.
10. Rolle L, Tamagnone A, et al. Microsurgical "testis-sparing" surgery for nonpalpable hypoechoic testicular lesions. Urology. 2006;68:381–5.
11. Brannen GE, Bush WH, et al. Microvascular management of multiple renal injuries in transplantation. J Urol. 1982;128:112–5.
12. Oesterwitz H, Metz L, Weber H. Microsurgical end-to-end anastomosis in ureteral injuries. Eur Urol. 1988;14(3):251–2.
13. Oesterwitz H, Bick C, et al. Reconstructive microsurgery of the upper urinary tract. Int Urol Nephrol. 1988;20(5):453–9.
14. Ponig BF. Microsurgical ureteroureterostomy in ureteral injuries. J Urol. 1982;128(3):594–5.
15. Tanrikut C, Goldstein M. Varicocele repair for the treatment of androgen deficiency. Curr Opin Urol. 2010;20:500–2.
16. Zohdy W, Ghazi S, Arafa M. Impact of varicocelectomy on gonadal and erectile functions in men with hypogonadism and infertility. J Sex Med. 2011;8:885–93.
17. Strom KH, Levine LA. Microsurgical denervation of the spermatic cord for chronic orchalgia: long-term results from a single center. J Urol. 2008;180:949–53.
18. Costabile RA, Hahn M, McLeod DG. Chronic orchalgia in the pain prone patient: the clinical perspective. J Urol. 1991;146:1571–4.
19. Heidenreich A, Olbert P, Engelmann UH. Management of chronic testalgia by microsurgical testicular denervation. Eur Urol. 2002;41(4):392–7.
20. Devine CJ, Schellhammer PF. The use of microsurgical denervation of the spermatic cord for orchalgia. Trans Am Assoc Genitourin Surg. 1978;70:149–51.
21. Hopps CV, Goldstein M. Microsurgical reconstruction of iatrogenic injuries to the epididymis from hydroceletomy. J Urol. 2006;176:2077–80.

22. Zahalsky MP, Berman AJ, Nagler HM. Evaluating the risk of epididymal injury during hydroceletomy and spermatocelectomy. J Urol. 2004;171(6 Pt 1):2291–2.

23. Kauffman EC, Kim HH, et al. Microsurgical spermatocelectomy: technique and outcomes of a novel surgical approach. J Urol. 2011;185:238–42.

24. Sheynkin YR, Hendin B, et al. Microsurgical repair of iatrogenic injury to the vas deferens. J Urol. 1998;159:139–41.

25. Mukenge SM, Pulitano C, et al. Secondary scrotal lymphedema: a novel microsurgical approach. Microsurgery. 2007;27:655–6.

26. Huang GK, Hu RQ, et al. Microlymphaticovenous anastomosis for treating lymphedema of the extremities and external genitalia. J Microsurg. 1981;3(1):32–9.

27. Huang GK, Hu RQ, Liu ZZ. Microlymphaticovenous anastomosis for treating scrotal elephantiasis. Microsurgery. 1985;6:36–9.

28. Mukenge SM, Catena M, et al. Assessment of follow-up of patency after lymphovenous microsurgery for treatment of secondary lymphedema in external male genital organs. Eur Urol. 2011;60:1114–9.

29. Fowler R, Stephens FD. The role of testicular vascular anatomy in the salvage of high undescended testes. Aust N Z J Surg. 1959;29:92–106.

30. Silber SJ, Kelly J. Successful autotransplantation of an intra-abdominal testicle to the scrotum by microvascular technique. J Urol. 1976;115:452–4.

31. Giuliani L, Carmignani G. Microsurgical testis autotransplantation. A critical review. Eur Urol. 1983;9:129–32.

32. Boeckx W, Vereecken R, Depuydt K. Microsurgery for intra-abdominal testicular retention. Eur J Obstet Gynecol Reprod Biol. 1998;81(2):191–6.

33. Wacksman J, Dinner M, Handler M. Results of testicular autotransplantation using the microvascular technique: experience with 8 intra-abdominal testes. J Urol. 1982;128(6):1319–21.

34. Tackett LD, Wacksman J, et al. The high intra-abdominal testis: technique and long-term success of laparoscopic testicular autotransplantation. J Endourol. 2002;16(6):359–61.

35. Kelley BP, Higuera S, et al. Combined laparoscopic and microsurgical techniques for testicular autotransplantation: is this still an evolving technique? J Reconstr Microsurg. 2010;26(8):555–8.

36. Silber SJ. Transplantation of a human testis for anorchia. Fertil Steril. 1978;30:181–7.

37. Lin SD, Lai CS, Su PY. Replantation of the testis by microsurgical technique. Plast Reconstr Surg. 1985;76(4):620–5.

38. Ramdas S, Thomas A, Thomas A, Arun Kumar S. Temporary ectopic testicular replantation, refabrication and orthotopic transfer. J Plast Reconstr Aesthet Surg. 2007;60(7):700–3.

39. Altarac S. A case of testicle replantation. J Urol. 1993;150(5 Pt 1):1507–8.

第九章　保留睾丸手术治疗睾丸肿物

Oleksandr Stakhovskyi · Michael A.S. Jewett

译者按　对于睾丸肿瘤而言，泌尿外科医生通常以恶性肿瘤对待，手术通常以睾丸根治性切除术作为标准，而保留睾丸的睾丸部分切除术主要针对良性睾丸肿瘤，睾丸部分切除术对睾丸恶性肿瘤的疗效尚不确定。之所以应用这种手术方式，主要是希望给患者保留更多的睾丸功能，包括内分泌和生育功能，但需要术前通过多种手段尽量明确病变性质，使患者恶变风险最小化、功能保留最大化。

摘要　无论睾丸肿瘤是否可以触摸到，均有良性的可能。睾丸部分切除术可保留睾丸功能。睾丸部分切除术对睾丸恶性肿瘤的疗效尚不确定。但如为单发肿瘤，直径小于 2cm，且残留睾丸组织血供充分的话，则可安全地行睾丸部分切除术。相比较低的复发率，保留的内分泌及生育功能可使患者获益更大。对残留的睾丸需进行严密的监测。原位癌可使后续的治疗变得复杂，但辅助性放疗通常有效，并可推迟到患者生育完成后。

关键词　保留睾丸手术；睾丸部分切除术；睾丸肿瘤

　　根治性睾丸切除是睾丸原发性生殖细胞肿瘤的标准治疗方法，可提供供检测的组织，并且对大多数 I 期睾丸肿瘤可达到治愈效果。但是可对患者的生理和心理造成影响[1]。保留睾丸的睾丸部分切除术已存在数年，但一直未得到广泛应用[2]。睾丸部分切除术的优点是美观，可保留睾丸的生殖及内分泌功能。

　　睾丸原发性生殖细胞肿瘤仅占男性恶性肿瘤的 2%，但却是 15 岁到 35 岁男性中最常见的实体肿瘤。睾丸肿瘤的发生率在过去的 40 年里翻了一番，2011 年美国共有 8290 例新发病例[3-5]。睾丸早期肿瘤的治愈率可达 100%。即使已发生转移，根据国际生殖细胞癌合作组（international germ cell cancer collaborative Group，

O. Stakhovskyi , M.D. • M. A.S. Jewett , M.D., F.R.C.S.C., F.A.C.S. (✉)

Division of Urology, Departments of Surgery and Surgical Oncology ,

Princess Margaret Hospital and the University Health Network, University of Toronto ,

610 University Ave, 3-130 , Toronto , ON , Canada M5G 2M9

e-mail: m.jewett@utoronto.ca

J.I. Sandlow (ed.), *Microsurgery for Fertility Specialists: A Practical Text*

DOI 10.1007/978-1-4614-4196-0_9, © Springer Science+Business Media New York 2013

IGCCCG）的分类方法，分化良好、中间及不良组的 5 年生存率分别可达 90%，80% 和 50%[6]。由于睾丸肿瘤的高治愈率，特别是早期的生殖细胞肿瘤，治疗的重点转变为在保证肿瘤无残留的情况下减少的发病率。具体的措施包括：对 I 期睾丸肿瘤积极的监测，保留神经的腹膜后淋巴结清扫术，睾丸假体植入以及对原位癌的放射治疗[7-10]。睾丸部分切除术则是生殖细胞肿瘤治疗时减少并发症的另一种治疗方法。由于更多的睾丸良性肿物可被早期发现，所以使得睾丸部分切除术得以实现。睾丸切除术被认为是对这些早期肿瘤的过度治疗。

直到 80 年代中期，因为担心睾丸活检引起的种植，所有怀疑为睾丸肿瘤的肿物均行根治性睾丸切除[11]。但仅有 1% 的肿物术后病理检查报告为良性肿瘤[11]。Richie 于 1984 年报道了首例睾丸部分切除术，患者是双侧睾丸肿瘤，为了保留其生育能力、雄激素分泌功能，并减轻其心理压力而行部分切除术[12]。因为对可疑原发性生殖细胞肿瘤诊治指征的扩大，睾丸部分切除术逐渐增多。由超声发现的小的、无法扪及的考虑为良性的小肿瘤逐渐增多，睾丸部分切除术的例数近期也逐渐增多[13]。现在通常认为良性睾丸肿瘤所占的比例更大[14-17]。对良性睾丸肿瘤施行根治性切除被认为是过度治疗。并且，对未明确诊断的恶性肿瘤的活检或切除引起肿瘤种植的情况很少见[18]。因此，对部分睾丸肿瘤病例保留睾丸手术应是更好的选择。

睾丸部分切除术的适应证

保留睾丸的部分切除术（partial orchiectomy，PO）的适应证可分为绝对适应证和相对适应证。

绝对适应证包括睾丸切除后患者将处于去势状态。孤立睾丸发生的肿瘤或者双侧睾丸发生的肿瘤也为绝对适应证。相对适应证是指对侧睾丸功能受损：如附睾炎、小结石、性腺功能低下等。Eberhard 等指出术前性腺功能低下和超声发现小结石的患者术后极易发生性腺功能低下[19]。相对适应证还包括体积小、位于外周（上极或下极）的睾丸肿瘤，对侧睾丸良好的情况。

已发生生殖细胞肿瘤的患者对侧睾丸发生肿瘤的概率也升高[20]。对侧睾丸恶性肿瘤的发生率为 1%~5%[20-22]。双侧睾丸先后发生肿瘤的情况要多于同时发生肿瘤的情况。两个睾丸肿瘤发生的时间间隔不定。Fossa 等研究了终生激素替代治疗对切除了双侧睾丸肿瘤患者的影响[23]。他们共评估了 43 名患者，大部分患者心理状态及性功能良好，然而仍有 20% 的患者有中度到重度的心理应激。保留睾丸的手术可使这部分患者受益。有数个研究提示接受双侧睾丸切除术和单侧睾丸切除术的患者生存率无差别[20, 24-25]。

德国睾丸癌工作组报道了对一小部分经过严格选择的孤立睾丸肿瘤或双侧睾丸

肿瘤患者施行睾丸部分切除术[26-32]。选择标准包括：局限于睾丸内的无浸润的肿瘤，肿瘤直径＜2cm并可保留足够的产生睾酮的组织，术后切缘阴性。术中采用冷缺血技术尽量保留Sertoli和Leydig细胞的功能。Heidenreich等报道了73例采用此标准对生殖细胞肿瘤进行睾丸部分切除术的结果[28]。其中30例为孤立睾丸肿瘤，69例为双侧睾丸肿瘤，其中23.3%为同时发生，71%为先后发生，5.5%发生于孤立睾丸。经过中位期为91个月的随访，98.6%的患者无复发，1名患者死于肿瘤广泛转移。82.3%的患者术后病理提示原位癌[28,33]。最终病理提示：20.5%的患者肿瘤含有胚胎成分，3名患者发生转移，1名患者死于肿瘤转移。

患者评估

术前评估包括病史、体格检查、影像学检查，通常采用超声。疾病评估过程中应着重记录患者的危险因素：家族史、白色人种、既往生殖细胞肿瘤病史、隐睾、不育以及睾丸微结石[34-35]。遗传及环境因素促进生殖细胞肿瘤的发生。有许多研究提示暴露于有机氯、氯丹以及多氯联苯可增加生殖细胞肿瘤的发生率[36-37]。睾丸生殖细胞肿瘤患者的兄弟比普通人群罹患此病的概率高8~10倍，睾丸肿瘤患者的儿子疾病的发生率增加了4~6倍[38-39]。Swerdlow等报道睾丸肿瘤患者的同卵双生或者异卵双生的双胞胎兄弟发生生殖细胞肿瘤的概率分别增加37倍和76.5倍[40]。另外一个先天的危险因素为隐睾[41]。数个流行病学研究提示隐睾患者发生睾丸肿瘤的概率较普通人群增加3~14倍[42-44]。Berthelsen及其同事报道有约5%~10%的隐睾患者对侧正常下降的睾丸也发生肿瘤[45]。合并精液异常的不育男性发生睾丸肿瘤的概率较普通人群增加20倍[46]。

应使用拇指、示指及中指对睾丸进行仔细的检查。正常睾丸应该质地均一，可自由移动，并可与附睾界限清晰。正常睾丸有类似橡胶的质地且表面光滑。生殖细胞肿瘤通常无触痛，并且质地较硬，但是很多情况下肿瘤体积较小或无法触及而并不考虑生殖细胞肿瘤。附睾应与睾丸分界清楚，并且位于睾丸的后上方，成嵴状。附睾的病变通常为良性。过去认为90%~95%的睾丸实性肿瘤为恶性[47]。近期的数据显示，很多情况下，即使可被触及，睾丸肿瘤仍可能为良性的。Carmignan报道了对1320名患者研究的结果，27例局灶性睾丸肿瘤患者中17名（63%）患者的肿物可被触及，大小在3~24mm之间，其中8例患者行睾丸部分切除，占47%。最终的病理检查发现7名患者并非为恶性肿瘤，1名患者为非霍奇金淋巴瘤。剩余的9名（53%）患者由于冰冻病理提示恶性肿瘤（8例）或者弥漫性Leydig细胞增生（1例）而接受了睾丸根治性切除术。因此，作者推测保守的手术治疗是最好的选择，并且复发的风险也不高。

血液肿瘤标志物的检测包括：β-hCG、AFP。这些标志物敏感度高，可指导随访过程中早期进行干预。内分泌的评估指标包括血清 FSH、黄体生成素（luteinizing hormone，LH）和游离睾酮。

生育功能及精液的检查也很重要。相当一部分患者切除一侧睾丸后，对侧睾丸的生精功能也受损[48]。Petersen 等报道睾丸生殖细胞肿瘤患者术前精液质量明显下降。在研究了 83 名睾丸癌患者后，他们发现与正常对照相比睾丸癌患者的精子总数及密度均降低。睾丸生殖细胞肿瘤患者 FSH 升高和抑制素 B 水平下降进一步支持了上述现象[49]。睾丸癌患者通常术前雄激素水平正常。对生精功能受损这一现象最合理的解释就是术前对侧睾丸存在功能障碍[50]。

心理学评估也很重要。年轻患者的精力主要放在事业、人际关系及组建家庭上，睾丸肿瘤这种危及生命的疾病是他们从未经历过的[51]。对睾丸肿瘤患者心理应激的研究目前进行的很少。Moynihan 等发现初次治疗 5 年后仍有 14% 的患者存在焦虑症状，9% 的患者存在抑郁症状[52]。与正常对照相比，睾丸肿瘤患者抑郁评分更高[53]。心理的应激与患者对健康、复发、解聘和经济困难的担心联系紧密，而与治疗方式、社会地位、婚姻状态、生育能力和性功能关系不大[52]。Dahl 和 Haaland 等指出原发性生殖细胞肿瘤患者的焦虑与年龄、外周神经病变、经济情况、酗酒、性功能障碍和既往的精神疾病治疗史有关，但作者并未对患者的性格进行评估[54]。据报道，睾丸癌不仅对患者的外形有影响，而且还对性别、生育方面的自我认知有所影响[55]。即使植入假体，切除睾丸特别是双侧睾丸仍会对患者的心理造成影响。一项研究评估了 43 名接受双侧睾丸切除术的患者的术后生活质量，大部分患者术后性心理调整良好[23]。然而，根据事件影响积分，高达 19% 的患者却存在一些问题。这一比例远高于普通人群接受其他手术术后心理障碍发生率 3.6%。这一比例与乳腺癌患者接受乳腺根治性切除术后 1 年发生心理障碍的概率相同。5（10%）名患者出现了严重的创伤后应激[23]。保留睾丸的睾丸部分切除术则可减轻睾丸切除术带来的应激。

生殖细胞肿瘤患者需终生随访，然而关于患者生活质量的数据却很少。推荐进行血清标记物检测、定期的影像学检查及自我检查[20]。对原发肿瘤实行睾丸部分切除术的患者，术后不确定性增加，因此需要进行更加频繁的阴囊影像学检查。应当进行睾丸部分切除术与根治性睾丸切除术患者术后生活质量比较的研究。

睾丸病变的影像学检查

超声检查仍是最常用的诊断睾丸病变的方法，其敏感度和特异度可达 95% 以上[56]。超声可区分睾丸内肿瘤与睾丸外肿瘤，后者多为良性病变。阴囊超声通常使用线性探头以获得良好的组织穿透力（7~10 MHz），需至少获得两个面面的图像。睾丸大小、血供及回声强度应与对侧进行对比。高强度多普勒超声可显示恶性肿瘤血供增加，但这并非特异性表现[57]。良性与恶性通常仅有回声强度的变化，而缺乏特征性的回声特点[58-59]。所有的生殖细胞肿瘤均可显示血流信号，而大部分良性肿瘤的血流信号则减少或消失。通常非精原细胞的生殖细胞肿瘤回声不均，而精原细胞肿瘤通常回声均匀，但这一现象并非绝对。确实存在一些睾丸良性肿瘤的特异性超声表现，如表皮样囊肿的靶形或洋葱皮样表现，但并非100%的敏感和特异[60-61]。对于低回声的睾丸实性肿瘤（图9.1），即使无法触及，除非有明显证据将其排除，也必须考虑到恶性肿瘤[62]。患者年龄、创伤史、有无发热和伴随疾病是评估非典型睾丸肿瘤时需要考虑的重要因素。感染导致的急性睾丸炎表现为睾丸弥漫性肿大、回声减低，伴发的弥漫性或局灶性附睾肿大和炎症有助于确诊。

　　Horstman 等报道 1600 患者因为其他原因而行阴囊超声，其中有 9 例偶发的未触及的睾丸肿瘤。78% 肿瘤为良性，55% 的病变小于 1cm。作者据此提出偶发的睾丸肿瘤多为良性，应首先行经腹股沟的睾丸肿瘤切除活检，而不是根治性睾丸切除术[13]。相反，其他学者则认为不可触及的睾丸肿瘤也有恶性可能[63-64]。并且已有无法触及的睾丸胚胎源性肿瘤和成熟畸胎瘤的报道[65-66]。

　　睾丸微结石过去被认为是睾丸恶性肿瘤的危险因素，但是现在发现大约 5% 的无症状的健康男性也存在微结石。事实上，98.4% 的合并有睾丸微结石的男性并不会进展为睾丸恶性肿瘤[67]。睾丸微结石并不常见，他们通常表现为位于睾丸实质

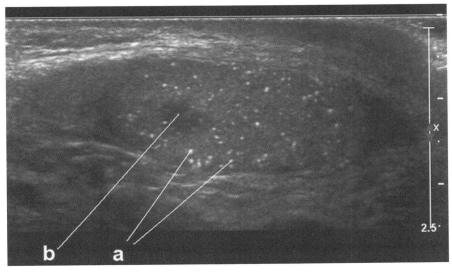

图9.1　超声显示睾丸内小肿物，位于睾丸下极且可被触及：（a）睾丸内存在弥漫微石症；（b）低回声区域，疑为睾丸局部肿瘤

内大小为 1~3mm 的不伴有声影的高回声灶，通常代表精曲小管内钙质的沉积（图 9.1）。睾丸微结石症的诊断标准为每一探头声场下 5 个及以上的钙化灶。 睾丸微结石症与很多疾病有关，如克氏综合征、隐睾、唐氏综合征、男性假两性畸形、肺泡微结石症及睾丸癌[68]。50% 的生殖细胞肿瘤合并有睾丸微结石，因此合并有微小钙化灶的睾丸肿物多为恶性[69]。

MRI 也是诊断睾丸疾病有效的影像学检查方法，但是却不太可能取代超声成为首选的检查方法[70]。它可为等回声的睾丸疾病提供额外的有用信息。在确定阴囊肿物的位置，鉴别炎症或血管疾病与睾丸实性肿块方面具有一定价值[71]。正常睾丸在 T1 相上质地均一、具有中等强度的信号，在 T2 相上具有比骨骼肌还高的信号。在 T1 相上附睾与正常睾丸信号强度类似，在 T2 相上强度要低于睾丸组织。睾丸内的实性肿瘤通常在 T2 相上表现为低信号，因而与睾丸组织形成良好的对比。尽管 MRI 对确定睾丸肿瘤的组织学类型存在困难，但是精原细胞瘤通常在 T1 相上表现为均一的与睾丸组织强度一致的信号，在 T2 相上则表现为低信号。非精原细胞肿瘤通常在 T1 相上质地不均，与正常睾丸组织相比表现为等信号或高信号，T2 相上表现为低信号[62]。

一部分良性肿瘤无法与恶性肿瘤区别开来，因此需要进行手术探查。例如局灶性的亚急性或慢性睾丸炎，它们的病程可持续数月到数年。

睾丸病变的活检

通常不推荐对睾丸肿物进行术前常规穿刺活检[11, 72]。一项 meta 分析提示经阴囊穿刺可增加局部复发率 0.4% 到 2.9%[73]。如患者接受合适的手术处理及严密的术后随访，则总体生存率不会减低[74]。

由于存在肿瘤种植的危险，为了进行保留睾丸的切除手术，通常采用切除活检后进行冰冻切片病理检查的方法。如冰冻切片报告为良性肿瘤，则剩余睾丸组织可放回入阴囊内。如果发现生殖细胞肿瘤，原位癌在冰冻切片上也偶尔会被发现但其结果也并不可靠。与石蜡切片比较冰冻切片也存在一些缺陷，如对肿瘤的误诊，或者漏诊肿瘤周围看似正常的组织内的原位癌，这些缺陷应告知患者[66, 75]。 冰冻切片对原位癌诊断不理想除了与病理医师的判断有关外，还与病灶的散在分布有关。因此，冰冻切片通常并不作为唯一的诊断[76]。采用免疫组化的方法检测胎盘碱性磷酸酶（placental alkaline phosphatase，PLAP）诊断原位癌通常结果并不直观，并且需要石蜡切片[77]。一旦术后石蜡切片检查发现原位癌或确诊生殖细胞肿瘤的病理类型后，需与患者讨论辅助性放疗或根治性睾丸切除术。原发肿瘤的分期也决定了是否需要进行辅助治疗。

　　冰冻切片的主要目的是确认生殖细胞肿瘤的存在，并且肿瘤与周围正常组织存在明显的边界。一些学者认为应对肿瘤切除后的肿瘤床的边缘和底部进行多针活检，但是包括作者在内的其他学者则建议检查切除的肿瘤的边缘[78]。迄今最大的一项对 354 名患者进行的研究显示：与石蜡切片比较，冰冻切片对诊断生殖细胞肿瘤的准确率可达 100%，共发现恶性肿瘤 317 例，良性肿瘤 37 例[79]。在鉴别精原细胞瘤与非精原细胞肿瘤时的错误率为 8%，但并无临床意义。一项约 30 名患者的小型研究也显示了类似的结果[80]。我们确实认为二者具有类似的结果，并且由经验丰富的病理医师进行诊断的话，98% 的准确率应该是更切合实际的[59]。

　　患者的知情同意是评估患者是否适于睾丸部分切除术时的一个重要部分。保留睾丸的手术目前还不是治疗原发性生殖细胞肿瘤广为接受的术式，因此术者应在评估患者的精神心理状态后谨慎选择。每一名患者都应被告知有术中改行根治性睾丸切除术或二次手术切除睾丸的可能，并且取得患者的同意。

治疗

睾丸部分切除术

　　睾丸部分切除术通常采用全身麻醉，患者呈平卧位。采用常规无菌术，包括阴囊术前备皮。腹股沟韧带上方约 2cm 处顺皮纹做一长约 4~5cm 的与其平行的切口。开始的步骤与根治性睾丸切除术一致。切开皮下脂肪显露 Scarpa 筋膜并切开，显露腹外斜肌腱膜，向内环口方向切开。辨认髂腹股沟神经，将其从精索游离并保护。使用橡胶包裹的止血钳或止血带在内环水平阻断精索，将睾丸从阴囊内挤出，注意小血管的止血。可电凝或结扎睾丸引带。在切开鞘膜前通过触摸或使用术中超声确定肿瘤位置[75]（图 9.2）。关于热缺血或冷缺血仍存在争议，但是 Steiner 等建议在阻断精索前将睾丸浸入碎冰或冰水中 5 分钟[78, 81]。如计划行冰冻切片检查，在打开鞘膜及切开睾丸实质前应用纱布保护切口。可以使用放大 6~25 倍的手术显微镜帮助确定睾丸和肿瘤的血供[75]。将肿瘤剥除，尽量保留周围正常组织。冰冻病理回报后通常有两种可能。如果是良性病变，解除精索阻断，彻底止血，使用 4-0 或 5-0 的可吸收缝线连续缝合白膜。如果冰冻病理报告为恶性，并且打算行睾丸部分切除术，一些学者建议对肿瘤床进行多部位活检，排除残存肿瘤或原位癌可能[33]。睾丸放回入阴囊，确保无扭转及张力。彻底止血后使用可吸收线连续缝合腹外斜肌腱膜，同样使用可吸收线缝合 Scarpa 筋膜，皮肤使用 4-0 缝线皮内缝合。压迫阴囊可减轻切口水肿。患者手术当天或第二天即可回家。

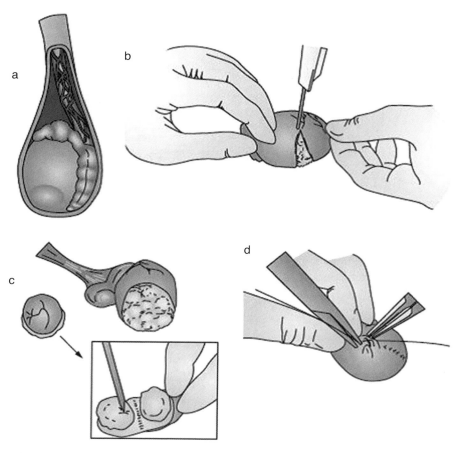

图9.2 睾丸部分切除术。腹股沟切口，挤出并暴露睾丸（a）；皮条辅助控制血管并切开睾丸白膜（b）；切除肿物，边缘保留5mm正常组织（c）；可吸收线缝合睾丸白膜切口（d）。摘自 Alvaro Zuniga, Nathan Lawrentschuk and Michael A. S. Jewett. Organ-sparing approaches for testicular masses. Vol 7, Dec 31, 1969，并得到Nature Publishing Group授权

放射治疗

因精原细胞瘤对放疗敏感，所以已有几项研究观察了单纯放射治疗对原发性生殖细胞肿瘤的效果[82-83]。然而放疗所需剂量可影响激素生成，并需进行补充治疗。之前的研究提示33Gy的放疗剂量可导致50%的男性睾酮生成减少[84]。对原位癌进行放疗的剂量稍小，但仍可引起睾酮合成减少，并且40%的男性需要睾酮补充治疗[84-85]。因睾酮补充替代治疗存在很多并发症，所以外科手术治疗是主要的治疗手

段，但对部分病例放疗也可取得良好疗效 [82-83]。需要进行更多的研究以摸索最佳的放疗剂量，优化肿瘤去除效果并保留激素合成功能。

化疗

目前仅有一项睾丸肿瘤行保留睾丸术后进行化疗的研究报告。 Tomita 等报道了一位双侧生殖细胞肿瘤的患者，在接受 3 个疗程的 BEP 化疗后成功保留一侧睾丸的经验 [86]。随访 24 个月和 82 个月后患者睾丸成功保留并且无肿瘤复发。但是放疗对睾丸原位癌的疗效目前尚存争议，需要进行大规模、长期的随访研究以确定化疗是否为保留睾丸的安全有效的治疗手段。

高能量聚焦超声（high-intensity focused ultrasound, HIFU）消融治疗

HIFU 是一种创伤小并可达到肿瘤凝固坏死（90~100℃）目的的治疗手段。它已成功应用于直肠癌、前列腺癌、乳腺癌、肝癌和胰腺癌的治疗 [87-93]。HIFU 与保留器官的肿瘤部分切除术的目的是一样的。一个来自德国的研究小组发表了他们对 7 例孤立睾丸合并生殖细胞肿瘤患者进行 HIFU 治疗和平均随访 42 个月的结果 [94]。患者于全麻下接受经阴囊 HIFU 治疗，平均手术时间为 31 分钟，术后 6 周后行预防性睾丸放射治疗（18~20 Gy）。一名患者 HIFU 治疗 6 个月后因怀疑腹膜后淋巴结转移而接受了 2 个疗程的化疗。其余 6 名患者平均随访 42（3~93）个月后未见肿瘤复发。一名患者拒绝行辅助性放疗，术后 6 个月内肿瘤复发而接受了根治性睾丸切除术。HIFU 是一项非常具有前景的治疗手段，它可引起肿瘤的坏死，相比外科手术对睾丸血供的影响更小，可更好地保存睾丸功能。但是也存在无法对病灶进行组织学检查的缺点。

原位癌的注意事项

原位癌是恶性睾丸生殖细胞肿瘤尚未发生浸润前的状态 [28, 33]。常见于患侧睾丸内正常的组织，5% 的对侧睾丸内也会发现原位癌。一项在斯堪的纳维亚半岛进行的研究显示：原位癌患者 5~7 年后发生睾丸肿瘤的累积患病率为 50%~70% [33, 95]。原位癌与生精功能低下和睾丸萎缩关系密切，显示其可损害患者的生育功能 [96]。

在睾丸切除术术中或术后切片发现原位癌十分困难。因此，常需于根治性切除术后进行放疗、化疗和随访[10,97-98]。

　　欧洲泌尿外科协会治疗指南推荐单次放疗剂量 2 Gy，每周进行 5 次，总剂量为 20Gy[99]。已有数个组织报道了睾丸部分切除术后辅助性放疗的治疗效果。德国睾丸癌工作组发现 46 名接受了辅助放疗的患者无一例局部复发，26 名未接受辅助放疗的患者中有 4 人发生了局部复发[28]。放疗可使高达 25% 的患者雄激素合成功能受损[100]。剂量 < 20 Gy 的放射治疗对睾酮生成的影响目前还不确定，但对 Leydig 细胞的影响更小[10,28,84,97,100-104]。然而减少剂量可导致原位癌清除率的降低。放疗也可破坏患者残留的生育功能，因此对于接受密切随访并且有生育要求的患者可推迟施行放疗[28]。从原位癌进展为睾丸肿瘤通常需要较长的时间。推迟放疗待患者生育这一策略是由 Heidenreich 提出的，他报道了 10 名合并原位癌的患者推迟放疗，直至其完成生育[28]。其中 5 名自然受孕，另外 5 名接受了体外受精。如接受放疗，患者应定期检查血清睾酮水平[97]。如患者有睾酮低下的临床表现或检查提示睾酮降低，应补充睾酮。

　　以顺铂为基础的化疗对原位癌有一定疗效，但是效果却不是十分肯定，因为患者原位癌 10 年的累积复发率仍高达 42%[105]。Kleinschmidt 等报道化疗对睾丸原位癌的作用有限，因为治疗 9 个月后再次活检仍有 63% 的患者残留原位癌[106]。

　　定期随访备受推崇，尤其是在北美地区，特别是对定期随访依从性高的患者。随访内容包括每年进行一次阴囊超声检查。

总结

　　无论睾丸肿瘤是否可以触摸到，均有良性的可能。睾丸部分切除术可保留睾丸功能。睾丸部分切除术对睾丸恶性肿瘤的疗效尚不确定。但如为单发肿瘤，直径小于 2cm，且残留睾丸组织血供充分的话，则可安全地实行睾丸部分切除术。相比较低的复发率，保留的内分泌及生育功能可使患者获益更大。对残留的睾丸需进行严密的监测。原位癌可使后续的治疗变得复杂，但辅助性放疗通常有效，并可推迟到患者生育完成后。

（吴小军　王林　译）

参考文献

1. Winter C, Albers P. Testicular germ cell tumors: pathogenesis, diagnosis and treatment. Nat Rev Endocrinol. 2011;7:43–53.
2. Lawrentschuk N, Zuniga A, Grabowksi AC, Rendon RA, Jewett MA. Partial orchiectomy for presumed malignancy in patients with a solitary testis due to a prior germ cell tumor: a large North American experience. J Urol. 2011;185:508–13.
3. Society AC. Cancer facts and figures 2011. Atlanta: American Cancer Society; 2011.
4. Pharris-Ciurej ND, Cook LS, Weiss NS. Incidence of testicular cancer in the United States: has the epidemic begun to abate? Am J Epidemiol. 1999;150:45–6.
5. Jemal A, Bray F, Center MM, Ferlay J, Ward E, Forman D. Global cancer statistics. CA Cancer J Clin. 2011;61:69–90.
6. International Germ Cell Consensus Classification: a prognostic factor-based staging system for metastatic germ cell cancers. International Germ Cell Cancer Collaborative Group. J Clin Oncol. 1997;15:594–603.
7. Zuniga A, Kakiashvili D, Jewett MA. Surveillance in stage I nonseminomatous germ cell tumours of the testis. BJU Int. 2009;104:1351–6.
8. Large MC, Sheinfeld J, Eggener SE. Retroperitoneal lymph node dissection: reassessment of modified templates. BJU Int. 2009;104:1369–75.
9. Lawrentschuk N, Webb DR. Inserting testicular prostheses: a new surgical technique for difficult cases. BJU Int. 2005;95:1111–4.
10. Bang AK, Petersen JH, Petersen PM, Andersson AM, Daugaard G, Jorgensen N. Testosterone production is better preserved after 16 than 20 Gray irradiation treatment against testicular carcinoma in situ cells. Int J Radiat Oncol Biol Phys. 2009;75:672–6.
11. Soh E, Berman LH, Grant JW, Bullock N, Williams MV. Ultrasound-guided core-needle biopsy of the testis for focal indeterminate intratesticular lesions. Eur Radiol. 2008;18:2990–6.
12. Richie J. Simultaneous bilateral tumors with unorthodox management. World J Urol. 1984;2:74–5.
13. Horstman WG, Haluszka MM, Burkhard TK. Management of testicular masses incidentally discovered by ultrasound. J Urol. 1994;151:1263–5.
14. Haas GP, Shumaker BP, Cerny JC. The high incidence of benign testicular tumors. J Urol. 1986;136:1219–20.
15. Kressel K, Schnell D, Thon WF, Heymer B, Hartmann M, Altwein JE. Benign testicular tumors: a case for testis preservation? Eur Urol. 1988;15:200–4.
16. Carmignani L, Gadda F, Gazzano G, et al. High incidence of benign testicular neoplasms diagnosed by ultrasound. J Urol. 2003;170:1783–6.
17. Carmignani L, Morabito A, Gadda F, Bozzini G, Rocco F, Colpi GM. Prognostic parameters in adult impalpable ultrasonographic lesions of the testicle. J Urol. 2005;174:1035–8.
18. Rogers DA, Rao BN, Meyer WH, et al. Indications for hemiscrotectomy in the management of genitourinary tumors in children. J Pediatr Surg. 1995;30:1437–9.
19. Eberhard J, Stahl O, Cwikiel M, et al. Risk factors for post-treatment hypogonadism in testicular cancer patients. Eur J Endocrinol. 2008;158:561–70.
20. Che M, Tamboli P, Ro JY, et al. Bilateral testicular germ cell tumors: twenty-year experience at M. D. Anderson Cancer Center. Cancer. 2002;95:1228–33.
21. Colls BM, Harvey VJ, Skelton L, Thompson PI, Frampton CM. Bilateral germ cell testicular tumors in New Zealand: experience in Auckland and Christchurch 1978–1994. J Clin Oncol. 1996;14:2061–5.

22. Osterlind A, Berthelsen JG, Abildgaard N, et al. Risk of bilateral testicular germ cell cancer in Denmark: 1960–1984. J Natl Cancer Inst. 1991;83:1391–5.

23. Fossa SD, Opjordsmoen S, Haug E. Androgen replacement and quality of life in patients treated for bilateral testicular cancer. Eur J Cancer. 1999;35:1220–5.

24. Holzbeierlein JM, Sogani PC, Sheinfeld J. Histology and clinical outcomes in patients with bilateral testicular germ cell tumors: the Memorial Sloan Kettering Cancer Center experience 1950 to 2001. J Urol. 2003;169:2122–5.

25. Tekin A, Aygun YC, Aki FT, Ozen H. Bilateral germ cell cancer of the testis: a report of 11 patients with a long-term follow-up. BJU Int. 2000;85:864–8.

26. Heidenreich A, Bonfig R, Derschum W, von Vietsch H, Wilbert DM. A conservative approach to bilateral testicular germ cell tumors. J Urol. 1995;153:10–3.

27. Heidenreich A, Holtl W, Albrecht W, Pont J, Engelmann UH. Testis-preserving surgery in bilateral testicular germ cell tumours. Br J Urol. 1997;79:253–7.

28. Heidenreich A, Weissbach L, Holtl W, et al. Organ sparing surgery for malignant germ cell tumor of the testis. J Urol. 2001;166:2161–5.

29. Houlgatte A, De La Taille A, Fournier R, Goluboff ET, Camporo P, Houdelette P. Paternity in a patient with seminoma and carcinoma in situ in a solitary testis treated by partial orchidectomy. BJU Int. 1999;84:374–5.

30. Kazem I, Danella JF. Organ preservation for the treatment of contralateral testicular seminoma. Radiother Oncol. 1999;53:45–7.

31. Sawyer EJ, Oliver RT, Tobias JS, Badenoch DF. A lesson in the management of testicular cancer in a patient with a solitary testis. Postgrad Med J. 1999;75:481–3.

32. Weissbach L. Organ preserving surgery of malignant germ cell tumors. J Urol. 1995;153:90–3.

33. Dieckmann KP, Skakkebaek NE. Carcinoma in situ of the testis: review of biological and clinical features. Int J Cancer. 1999;83:815–22.

34. McGlynn KA, Cook MB. Etiologic factors in testicular germ-cell tumors. Future Oncol. 2009;5:1389–402.

35. Greene MH, Kratz CP, Mai PL, et al. Familial testicular germ cell tumors in adults: 2010 summary of genetic risk factors and clinical phenotype. Endocr Relat Cancer. 2010;17:R109–21.

36. Purdue MP, Engel LS, Langseth H, et al. Prediagnostic serum concentrations of organochlorine compounds and risk of testicular germ cell tumors. Environ Health Perspect. 2009;117:1514–9.

37. Giannandrea F, Gandini L, Paoli D, Turci R, Figa-Talamanca I. Pesticide exposure and serum organochlorine residuals among testicular cancer patients and healthy controls. J Environ Sci Health B. 2011;46:780–7.

38. Forman D, Oliver RT, Brett AR, et al. Familial testicular cancer: a report of the UK family register, estimation of risk and an HLA class 1 sib-pair analysis. Br J Cancer. 1992;65:255–62.

39. Heimdal K, Olsson H, Tretli S, Flodgren P, Borresen AL, Fossa SD. Risk of cancer in relatives of testicular cancer patients. Br J Cancer. 1996;73:970–3.

40. Swerdlow AJ, De Stavola BL, Swanwick MA, Maconochie NE. Risks of breast and testicular cancers in young adult twins in England and Wales: evidence on prenatal and genetic aetiology. Lancet. 1997;350:1723–8.

41. Mostofi FK. Proceedings: testicular tumors. Epidemiologic, etiologic, and pathologic features. Cancer. 1973;32:1186–201.

42. Schottenfeld D, Warshauer ME, Sherlock S, Zauber AG, Leder M, Payne R. The epidemiology of testicular cancer in young adults. Am J Epidemiol. 1980;112:232–46.

43. Henderson BE, Benton B, Jing J, Yu MC, Pike MC. Risk factors for cancer of the testis in young men. Int J Cancer. 1979;23:598–602.

44. Farrer JH, Walker AH, Rajfer J. Management of the postpubertal cryptorchid testis: a statistical review. J Urol. 1985;134:1071–6.

45. Berthelsen JG, Skakkebaek NE, von der Maase H, Sorensen BL, Mogensen P. Screening for carcinoma in situ of the contralateral testis in patients with germinal testicular cancer. Br Med J (Clin Res Ed). 1982;285:1683–6.

46. Raman JD, Nobert CF, Goldstein M. Increased incidence of testicular cancer in men presenting with infertility and abnormal semen analysis. J Urol. 2005;174:1819–22. discussion 22.

47. Richie JP. Detection and treatment of testicular cancer. CA Cancer J Clin. 1993;43:151–75.

48. Hansen PV, Trykker H, Andersen J, Helkjaer PE. Germ cell function and hormonal status in patients with testicular cancer. Cancer. 1989;64:956–61.

49. Petersen PM, Skakkebaek NE, Vistisen K, Rorth M, Giwercman A. Semen quality and reproductive hormones before orchiectomy in men with testicular cancer. J Clin Oncol. 1999;17: 941–7.

50. Dieckmann KP, Linke J, Pichlmeier U, Kulejewski M, Loy V. Spermatogenesis in the contralateral testis of patients with testicular germ cell cancer: histological evaluation of testicular biopsies and a comparison with healthy males. BJU Int. 2007;99:1079–85.

51. Jones GY, Payne S. Searching for safety signals: the experience of medical surveillance amongst men with testicular teratomas. Psychooncology. 2000;9:385–94.

52. Moynihan C. Testicular cancer: the psychosocial problems of patients and their relatives. Cancer Surv. 1987;6:477–510.

53. Arai Y, Kawakita M, Hida S, Terachi T, Okada Y, Yoshida O. Psychosocial aspects in long-term survivors of testicular cancer. J Urol. 1996;155:574–8.

54. Dahl AA, Haaland CF, Mykletun A, et al. Study of anxiety disorder and depression in long-term survivors of testicular cancer. J Clin Oncol. 2005;23:2389–95.

55. Rieker PP, Fitzgerald EM, Kalish LA, et al. Psychosocial factors, curative therapies, and behavioral outcomes. A comparison of testis cancer survivors and a control group of healthy men. Cancer. 1989;64:2399–407.

56. Rifkin MD, Kurtz AB, Pasto ME, Goldberg BB. Diagnostic capabilities of high-resolution scrotal ultrasonography: prospective evaluation. J Ultrasound Med. 1985;4:13–9.

57. Bhatt S, Jafri SZ, Wasserman N, Dogra VS. Imaging of non-neoplastic intratesticular masses. Diagn Interv Radiol. 2011;17:52–63.

58. Carkaci S, Ozkan E, Lane D, Yang WT. Scrotal sonography revisited. J Clin Ultrasound. 2010;38:21–37.

59. Kirkham AP, Kumar P, Minhas S, et al. Targeted testicular excision biopsy: when and how should we try to avoid radical orchidectomy? Clin Radiol. 2009;64:1158–65.

60. Dogra VS, Gottlieb RH, Rubens DJ, Liao L. Benign intratesticular cystic lesions: US features. Radiographics. 2001;21(Spec No):S273–81.

61. Cho JH, Chang JC, Park BH, Lee JG, Son CH. Sonographic and MR imaging findings of testicular epidermoid cysts. AJR Am J Roentgenol. 2002;178:743–8.

62. Hilton S. Contemporary radiological imaging of testicular cancer. BJU Int. 2009;104:1339–45.

63. Hindley RG, Chandra A, Saunders A, O'Brien TS. Impalpable testis cancer. BJU Int. 2003;92:572–4.

64. Comiter CV, Benson CJ, Capelouto CC, et al. Nonpalpable intratesticular masses detected sonographically. J Urol. 1995;154:1367–9.

65. Ishida M, Hasegawa M, Kanao K, Oyama M, Nakajima Y. Non-palpable testicular embryonal carcinoma diagnosed by ultrasound: a case report. Jpn J Clin Oncol. 2009;39:124–6.

66. Powell TM, Tarter TH. Management of nonpalpable incidental testicular masses. J Urol. 2006;176:96–8. discussion 9.

67. DeCastro BJ, Peterson AC, Costabile RA. A 5-year followup study of asymptomatic men with testicular microlithiasis. J Urol. 2008;179:1420–3. discussion 3.

68. Goedecker S, Teter M, Hutter J. Separable dual-space Gaussian pseudopotentials. Phys Rev B. 1996;54:1703–10.

69. Parenti GC, Zago S, Lusa M, Campioni P, Mannella P. Association between testicular microlithiasis and primary malignancy of the testis: our experience and review of the literature. Radiol Med. 2007;112:588–96.

70. Parenti GC, Feletti F, Brandini F, et al. Imaging of the scrotum: role of MRI. Radiol Med. 2009;114:414–24.

71. Kim W, Rosen MA, Langer JE, Banner MP, Siegelman ES, Ramchandani P. US MR imaging correlation in pathologic conditions of the scrotum. Radiographics. 2007;27:1239–53.

72. Shannon BA, Cohen RJ, de Bruto H, Davies RJ. The value of preoperative needle core biopsy for diagnosing benign lesions among small, incidentally detected renal masses. J Urol. 2008;180:1257–61. discussion 61.

73. Capelouto CC, Clark PE, Ransil BJ, Loughlin KR. A review of scrotal violation in testicular cancer: is adjuvant local therapy necessary? J Urol. 1995;153:981–5.

74. Giguere JK, Stablein DM, Spaulding JT, McLeod DG, Paulson DF, Weiss RB. The clinical significance of unconventional orchiectomy approaches in testicular cancer: a report from the Testicular Cancer Intergroup Study. J Urol. 1988;139:1225–8.

75. Hopps CV, Goldstein M. Ultrasound guided needle localization and microsurgical exploration for incidental nonpalpable testicular tumors. J Urol. 2002;168:1084–7.

76. Heidenreich A. Contralateral testicular biopsy in testis cancer: current concepts and controversies. BJU Int. 2009;104:1346–50.

77. Berney DM. Staging and classification of testicular tumours: pitfalls from macroscopy to diagnosis. J Clin Pathol. 2008;61:20–4.

78. Steiner H, Holtl L, Maneschg C, et al. Frozen section analysis-guided organ-sparing approach in testicular tumors: technique, feasibility, and long-term results. Urology. 2003;62:508–13.

79. Elert A, Olbert P, Hegele A, Barth P, Hofmann R, Heidenreich A. Accuracy of frozen section examination of testicular tumors of uncertain origin. Eur Urol. 2002;41:290–3.

80. Tokuc R, Sakr W, Pontes JE, Haas GP. Accuracy of frozen section examination of testicular tumors. Urology. 1992;40:512–6.

81. Billmire DF. Germ cell tumors. Surg Clin North Am. 2006;86:489–503. xi.

82. Bos SD, Ypma AF. Synchronous bilateral seminoma testis treated with unilateral orchiectomy and contralateral irradiation: a therapeutic option. Scand J Urol Nephrol. 1993;27:559–61.

83. Chung PW, Jewett MA, Warde PR. Testicular radiation for primary seminoma in a solitary testis. Can J Urol. 2006;13:2975–7.

84. Petersen PM, Giwercman A, Daugaard G, et al. Effect of graded testicular doses of radiotherapy in patients treated for carcinoma-in-situ in the testis. J Clin Oncol. 2002;20:1537–43.

85. Izard MA. Leydig cell function and radiation: a review of the literature. Radiother Oncol. 1995;34:1–8.

86. Tomita E, Kondo T, Nakazawa H, Ito F, Hashimoto Y, Tanabe K. Successful testis preservation for bilateral testicular tumors with a new chemotherapy-based protocol: initial results of three cases. Int J Urol. 2007;14:879–82.

87. Wang X, Sun J. High-intensity focused ultrasound in patients with late-stage pancreatic carcinoma. Chin Med J (Engl). 2002;115:1332–5.

88. Blana A, Walter B, Rogenhofer S, Wieland WF. High-intensity focused ultrasound for the treatment of localized prostate cancer: 5-year experience. Urology. 2004;63:297–300.

89. Jun-Qun Z, Guo-Min W, Bo Y, Gong-Xian W, Shen-Xu H. Short-term results of 89 cases of rectal carcinoma treated with high-intensity focused ultrasound and low-dose radiotherapy. Ultrasound Med Biol. 2004;30:57–60.

90. Hwang JJ, Walther MM, Pautler SE, et al. Radio frequency ablation of small renal tumors: intermediate results. J Urol. 2004;171:1814–8.

91. Uchida T, Ohkusa H, Yamashita H, et al. Five years experience of transrectal high-intensity focused ultrasound using the Sonablate device in the treatment of localized prostate cancer. Int J Urol. 2006;13:228–33.

92. Wu F, Wang ZB, Cao YD, et al. A randomised clinical trial of high-intensity focused ultrasound ablation for the treatment of patients with localised breast cancer. Br J Cancer. 2003;89:2227–33.

93. Wu F, Wang ZB, Chen WZ, et al. Extracorporeal high intensity focused ultrasound ablation in the treatment of patients with large hepatocellular carcinoma. Ann Surg Oncol. 2004;11:1061–9.

94. Kratzik C, Schatzl G, Lackner J, Marberger M. Transcutaneous high-intensity focused ultrasonography can cure testicular cancer in solitary testis. Urology. 2006;67:1269–73.

95. Hoei-Hansen CE, Rajpert-De Meyts E, Daugaard G, Skakkebaek NE. Carcinoma in situ testis, the progenitor of testicular germ cell tumours: a clinical review. Ann Oncol. 2005;16:863–8.

96. Dieckmann KP, Kulejewski M, Pichlmeier U, Loy V. Diagnosis of contralateral testicular intraepithelial neoplasia (TIN) in patients with testicular germ cell cancer: systematic two-site biopsies are more sensitive than a single random biopsy. Eur Urol. 2007;51:175–83. discussion 83–5.

97. Krege S, Beyer J, Souchon R, et al. European consensus conference on diagnosis and treatment of germ cell cancer: a report of the second meeting of the European Germ Cell Cancer Consensus group (EGCCCG): part I. Eur Urol. 2008;53:478–96.

98. Krege S, Beyer J, Souchon R, et al. European consensus conference on diagnosis and treatment of germ cell cancer: a report of the second meeting of the European Germ Cell Cancer Consensus Group (EGCCCG): part II. Eur Urol. 2008;53:497–513.

99. Albers P, Albrecht W, Algaba F, et al. EAU guidelines on testicular cancer: 2011 update. Eur Urol. 2011;60:304–19.

100. Giwercman A, von der Maase H, Berthelsen JG, Rorth M, Bertelsen A, Skakkebaek NE. Localized irradiation of testes with carcinoma in situ: effects on Leydig cell function and eradication of malignant germ cells in 20 patients. J Clin Endocrinol Metab. 1991;73: 596–603.

101. Petersen PM, Daugaard G, Rorth M, Skakkebaek NE. Endocrine function in patients treated for carcinoma in situ in the testis with irradiation. APMIS. 2003;111:93–8. discussion 8–9.

102. Grigsby PW, Perez CA. The effects of external beam radiotherapy on endocrine function in patients with carcinoma of the prostate. J Urol. 1986;135:726–7.

103. Nader S, Schultz PN, Cundiff JH, Hussey DH, Samaan NA. Endocrine profiles of patients with testicular tumors treated with radiotherapy. Int J Radiat Oncol Biol Phys. 1983;9: 1723–6.

104. Shalet SM, Tsatsoulis A, Whitehead E, Read G. Vulnerability of the human Leydig cell to radiation damage is dependent upon age. J Endocrinol. 1989;120:161–5.

105. Christensen TB, Daugaard G, Geertsen PF, von der Maase H. Effect of chemotherapy on carcinoma in situ of the testis. Ann Oncol. 1998;9:657–60.

106. Kleinschmidt K, Dieckmann KP, Georgiew A, Loy V, Weissbach L. Chemotherapy is of limited efficacy in the control of contralateral testicular intraepithelial neoplasia in patients with testicular germ cell cancer. Oncology. 2009;77:33–9.

第十章 男性不育的机器人显微外科手术

Sijo J. Parekattil · Ahmet Gudeloglu · Jamin V. Brahmbhatt

译者按 男性不育的显微外科手术提高了输精管的再通率和受孕率，已经成为男性不育的标准术式，但其大部分操作需要经过严格的显微外科技能训练的助手来协助。机器人辅助的显微外科手术使操作更加简便，提高了操作的准确性，提高了手术的成功率，但手术费用相对较高，在国内开展较少。虽然机器人辅助的显微外科手术仍处于成长阶段，但其在未来的男科手术或其他外科学领域必将发挥巨大的作用。

摘要 男性不育的显微外科手术始于 1975 年。当时一台 Zeiss 手术显微镜被用于一例双层输精管吻合术，相比于传统的非显微外科手术，该手术显示了更好的输精管再通率和受孕率[1-2]。为了更好地提高显微外科手术的成功率，使操作更简便，并且提高操作的准确性，机器人辅助的显微外科手术应运而生。这一章主要介绍了机器人辅助的显微外科手术技术，涉及输精管吻合术、输精管附睾吻合术、精索静脉曲张切除术、穿刺取精术（testicular sperm extraction，TESE）。我们进行的约 300 例手术的初期结果汇总也会为大家呈现。

关键词 机器人辅助的输精管复通术；输精管吻合术；输精管附睾吻合术；精索静脉曲张切除术；穿刺取精术

引言

从显微镜最早用于显微外科起[2]，其在男性不育手术方面的应用就与日俱增[1-11]。

S. J. Parekattil , M.D. (✉) • A. Gudeloglu , M.D.
Department of Urology , Winter Haven Hospital and University of Florida ,
200 Avenue F.N.E , Winter Haven , FL 33881 , USA
e-mail: sijo.parekattil@winterhavenhospital.org

J. V. Brahmbhatt , M.D.
Department of Urology , University of Tennessee Health Science Center ,
910 Madison Avenue, Suite 409 , Memphis , TN 38163 , USA
e-mail: jaminbrahmbhatt@gmail.com

J.I. Sandlow (ed.), *Microsurgery for Fertility Specialists: A Practical Text,*
DOI 10.1007/978-1-4614-4196-0_10, © Springer Science+Business Media New York 2013

由于输精管吻合术后，输精管再通率和受孕率都明显增加[12]，显微外科手术已经成为男性不育的标准术式。显微镜的其他应用包括腹股沟下精索静脉曲张切除术和穿刺取精术。大部分操作需要较大量的显微外科训练和熟练的助手。我们的目标是探索机器人作为助手的可能性，明确机器人所提供的稳定、可伸缩、大范围的操作平台是否可以为显微外科医生的操作带来更多便利。这一章关注了我们发明的一些机器人协助显微外科手术的具体操作术式，包括输精管吻合术、输精管附睾吻合术、腹股沟下精索静脉曲张切除术和 micro-TESE。

术前准备

术前确保血液稀释类药物、阿司匹林和维生素 E 已得到相关调控。广谱的抗菌药物，例如头孢唑啉应该在皮肤切开前至少 30 分钟给予。使用弹力袜可以预防术前深静脉血栓的发生。

手术装置和患者体位

图 10.1 展示了四臂 da Vinci Si 手术系统装置。患者足部方向的高起的监控系统允许手术助手和护士团队看清楚操作区域，准备手术器械，为每个步骤做必要的缝合操作。患者采取仰卧位，并且按标准的手术程序进行术前准备。皮肤切开，暴露必要的操作视野。患者的上肢可以放在有足够垫充的支板上，以防止神经挤压损伤。

在我们所有的病例中，机器人被置于患者的右侧。图 10.1 和图 10.2 展示了套管针的位置和机器人手臂的位置。套管针的放置应该可以使设备正常运转，并且使机器人手臂的操作稳定。为了优化操作区域，设备应该超过套管针的边缘约 4~5cm。机器人的第四个手臂可以安置在左边手臂的外侧，这样可以减少设备之间的碰撞。一个零度的摄像机可以优化手术视野。此外，另加的第五个手臂（氮助动，Karl-Storz，Inc.，Tuttlingen）用于安装高分辨率摄像机（VITOM，Karl-Storz，Inc.，Tuttlingen），它可以将手术视野放大 16~18 倍，为术者提供更清晰的细节（图 10.3），并且这是一种更加舒适的双眼视野。如果操作中需要对液体或组织进行微观检验（比如在输精管再通手术中检验近端管道的液体或者在微穿刺取精中检验组织或精液），那么设备也会为术者额外提供一个男科学 / 胚胎学专家所用的视野。这样，显微外科医师可以同时拥有三个视野（图 10.3）。

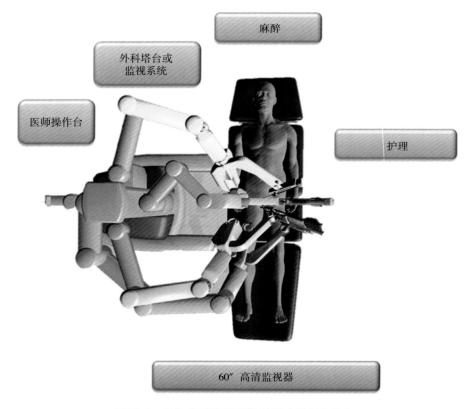

图10.1　机器人辅助显微外科手术的操作设备

机器人辅助的显微外科输精管吻合术

技术

通过阴囊皮肤触诊明确近端和远端输精管（超过原先结扎位点）。通过阴囊皮肤使用巾钳固定远端输精管，通过此区域进行局部麻醉（图10.4）。使用 15# 刀片从先前的巾钳位置做 1~2cm 的垂直穿过管道的切口。使用细电刀（钳）和锐性分离将远端和近端的输精管末端进行游离（图10.5）。

使用 11# 刀片将近端输精管小心的横切，将流出的液体收集到玻璃切片上。然后使用相差显微镜观察其中精子的状况。如果发现了精子或流出液量较大（澄清或乳浊），就可以进行输精管吻合。如果流出液没有精子，并且稠厚，那么需要进行输精管附睾吻合术（会在下一部分介绍）。这样输精管的末梢就被横切了。将两端的输精管靠近来保证无张力的吻合。使用 3-0 的缝线将来自两个断端的外膜进行无

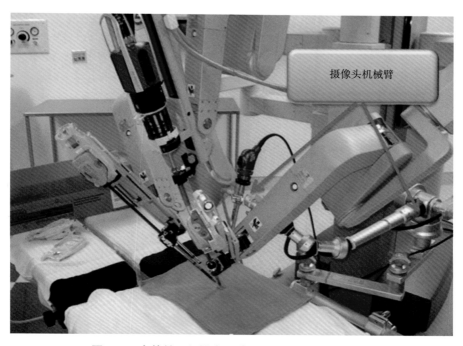

图10.2 套管针、机器人手臂和VITOM照相机的放置

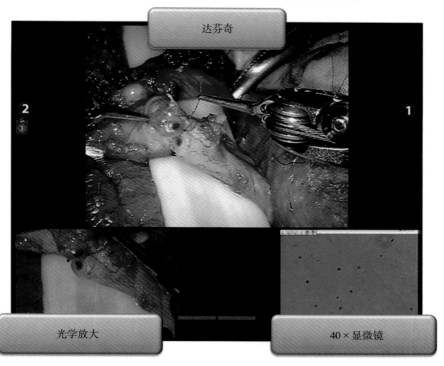

图10.3 术者的三个视野

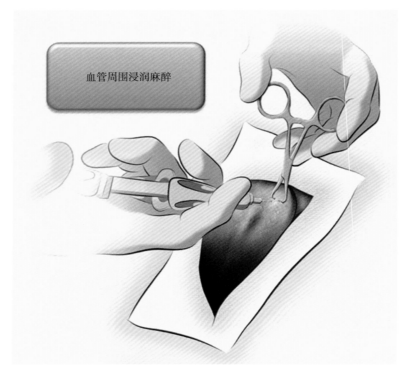

血管周围浸润麻醉

图10.4　确保左侧为原先结扎位点并进行局部麻醉

张力缝合。

　　这时，机器人就可以就位进行显微外科的输精管吻合术了。通常先进行左侧的输精管吻合术。黑钻石微钳被装在机器人的左右臂上。0°照相机也被装在机器人手臂上。微波剪刀装在第四个手臂上。输精管的两端放置在1/4″的卷式引流器上。助手使用10cc注射器、18号的血管套管和生理盐水对手术视野进行清洗。用海绵棒擦干视野区域。

　　之后，助手将9-0的尼龙缝线从内侧传递到手术操作区。使用右侧的黑钻石微钳夹持住缝线，然后使用微波剪刀（左侧第四个手臂）剪大约5.08cm（2英寸）。使用左右臂的黑钻微钳来操作这条缝线，使之成为针驱动器。将两端输精管的后肌层靠近（图10.6）。缝线使用微波剪刀剪断。

　　使用2-3根双头（针）10-0尼龙缝线来吻合输精管的后黏膜腔（图10.7，图10.8）。缝线由内向外缝合来保证较好的黏膜吻合。所有缝线在打结前都要保证位置正确。

　　使用3根双头（针）10-0尼龙缝线来关闭输精管的前黏膜腔。使用5~6根9-0的尼龙缝线来吻合前黏膜肌层。轻轻移去引流管。将输精管放回阴囊腔。之后将机

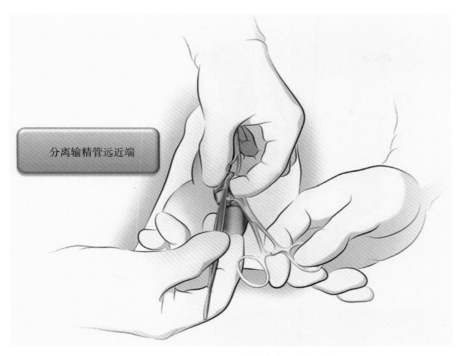

图10.5　近端和远端输精管末端的分离

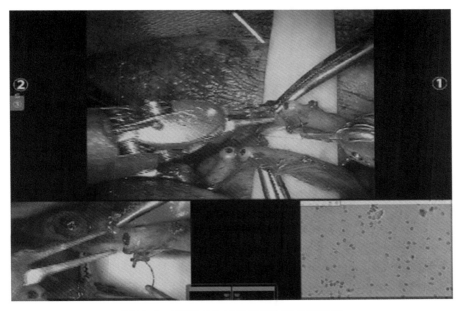

图10.6　使用9-0的尼龙缝线来吻合后肌层

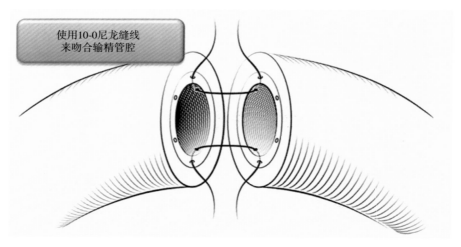

图10.7　使用10-0的尼龙缝线来吻合输精管腔（示意图）

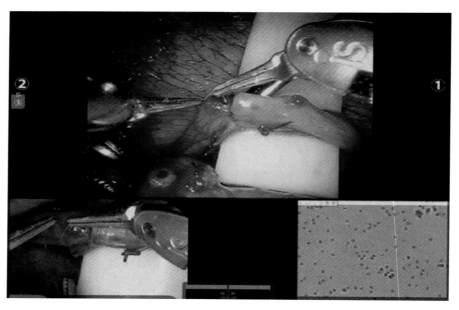

图10.8　使用10-0的尼龙缝线来吻合输精管管腔（术中图像）

器移到患者的右侧，使用同样的程序进行右侧的输精管吻合。

使用 3-0 的羊肠线连续缝合来关闭肉膜层。使用 5-0 的薇乔缝合来关闭皮肤。在切口涂抹枯草杆菌肽软膏。之后使用阴囊托和垫料来保护伤口。通常在复苏室，要在阴囊上使用冰袋。

机器人辅助的输精管附睾显微外科吻合术

技术

如前所述，如果近端输精管切开后，流出液没有精子，并且稠厚，那么需要进行机器人辅助的输精管附睾吻合术。通常，阴囊的切口要向下扩大1~2cm。将睾丸暴露，切开被膜，暴露附睾。附睾外膜层的切开要超过附睾梗阻的水平（蓝灰色并且膨大的区域）。使用3-0的缝线来缝合附睾的外膜和输精管的肌层，并且避免吻合口的张力。这时使机器人就位来进行输精管附睾显微外科手术。黑钻微钳被装在机器人的左右臂上。0°照相机也被装在机器人摄像头臂上。在第四个手臂上装上眼科显微手术刀片和黑钻微钳或者也可以使用Potts剪刀。两根双股10-0的尼龙缝线针纵向地放在一个附睾管里并显露（图10.9）。之后使用刀片在两个缝线之间将这个管子纵向切开，这样就制造出了一个管腔。或者，也可以使用Potts剪刀进行切割。之后，里面的液体流出（图10.10）。对这些液体进行镜检，以查看是否

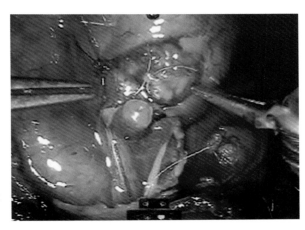

图10.9　纵向操作的使用10-0双针尼龙缝线的输精管附睾吻合术

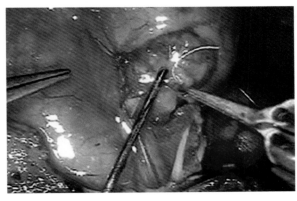

图10.10　附睾管被切开，对流出的液体镜检

有精子。

　　附睾管中的两根 10-0 双针的尼龙缝线针穿过后，四个针头从内向外穿过输精管黏膜腔使附睾管腔内卷入输精管腔。5-6 根 9-0 的尼龙缝线环绕地使输精管的肌层接近附睾管的外膜（图 10.11）。睾丸和吻合部分小心地放回附睾。使用 3-0 铬肠线缝线连续缝合关闭肉膜层。使用 4-0 铬肠线缝线连续缝合关闭皮肤。切口使用枯草杆菌肽软膏。使用垫料和睾丸托进行固定。在复苏室，在阴囊使用冰袋。

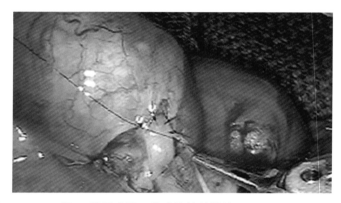

图10.11　5-6根9-0的尼龙线环绕地使输精管的肌层接近附睾管的外膜

结果

　　之前的研究已经显示了机器人辅助显微外科手术的优越性。我们的目的是就机器人辅助的输精管吻合术（robotic-assisted vasovasostomy，RAVV）和机器人辅助的输精管附睾吻合术（robotic-assisted vascepididymostomy，RAVE）与普通的输精管吻合术（microsurgical vacovasostomy，MVV）和普通的输精管附睾吻合术（microsurgical vasoepididymostomy，MVE）做一比较。

　　一位显微外科医生在 2007 年 8 月至 2011 年 11 月进行了一项涉及 145 例输精管再通病例的前瞻性对照试验。第一个比较的内容是手术持续的时间；第二个比较的内容是在术后 2、5、9、12 个月后的活力精子计数。病例情况如下：59 例进行了双侧 RAVV，41 例单侧或双侧 RAVE，28 例双侧 MVV，17 例单侧或双侧 MVE。手术方式（机器人或传统方式）基于患者的自主选择。术前，两组患者的一般状况类似。两组的手术过程中使用了同样的缝线材料和缝线技术（输精管吻合采用双层 10-0 和 9-0 尼龙缝线吻合；输精管附睾吻合采用 10-0 尼龙线双头纵向套叠技术）。

　　临床的中位随访期为 16.5 个月（1～50 个月）。RAVV 病例的再通率为 98%，MVV 为 80%（再通的标准为每高倍镜视野下有效精子大于 100 万）。RAVV 组手术的中位持续时间为 90min（40～180min）低于 MVV 组的 120min（60～180min），差异有统计学意义（ P=0.0002）。RAVE 组的中位持续时间为 120min（60～180min），也低于 MVE 组的 161min（120～240min），差异有统计学意义（ P=0.0005）。术后的平均活力精子计数显示，RAVV/RAVE 组并不比 MVV/MVE 组高，但术后精子活力恢复的百分比在 RAVV/RAVE 组却较高。与 MVV/MVE 相比，RAVV/RAVE 手术较高的效率和对助手的较低技术要求降低了这项手术的耗费。

因为可以降低手术持续的时间，并且可以提高术后精子活力的恢复率，RAVV/RAVE 显示了相比于 MVV/MVE 的潜在优势。当然更深入的评价和成本效益比还需要进一步的验证和更长时间的随访。

机器人辅助的显微外科精索静脉曲张切除术

技术

在腹股沟下跨过腹股沟管外环做一 2～3cm 切口。将精索分离，通过皮肤切口拉出。在中点，放置一根引流管，抬高精索并保持。将一根灭菌的压舌板穿过管子，进一步分离和抬高精索。机器人依旧放置在患者的右侧。将黑钻微钳装在机器人的右侧手臂上，将微型双极钳装在左侧手臂上，将单极剪刀装在第四个手臂上。使用 0 角度照相机。将提睾肌鞘切开，分离开精索的结构（图 10.12）。

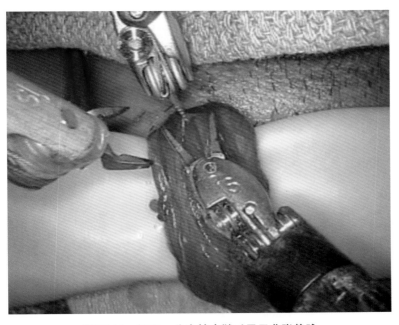

图10.12 切开，分离精索鞘以显示曲张静脉

使用实时多普勒成像技术来找到睾丸动脉。保证操作不损伤这个血管（图 10.13）。小心分离膨大的静脉并且使用 3-0 的丝线结扎（图 10.14）。

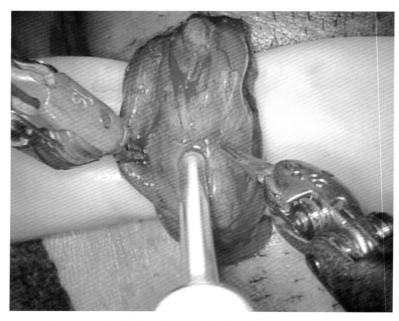

图10.13　使用超声多普勒检测所有血管，保留所有的动脉

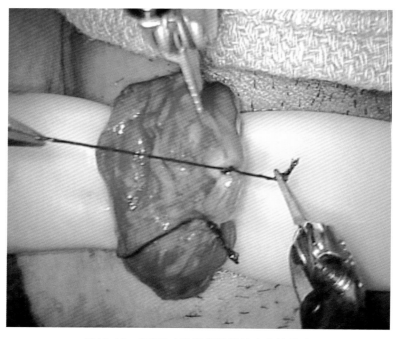

图10.14　使用3-0的丝线结扎精索中的静脉

在结扎前采用超声多普勒技术检验每一根血管是为了保证所有动脉不被结扎。第四个手臂上的剪刀是用来剪断结扎的血管。所有的静脉都结扎后，使用 6-0 的线连续缝合关闭精索鞘膜。将绳索移出管子，将管子小心移出，将精索释放。将睾丸轻轻放下，使精索被牵引并完全归位。皮下组织使用 3-0 的线关闭，皮肤使用 4-0 的线关闭。

结果

之前 Shu 等的结果 [13] 表明，与传统的显微外科精索静脉结扎术（microsugical sublingual varicocelectomy，MVx）相比机器人辅助的显微外科腹股沟下精索静脉结扎术（robotic-assisted sublingual varicocelectomy，RAVx）更为有益。我们也有关于前期临床结果的综述。在 2008 年 6 月到 2010 年 9 月之间，共记录了 97 例 RAVx 的病例，中位随访期为 11 个月（1~27 个月）。单侧手术的中位持续时间 30min（10~80min）。手术的指征是 2~3 度的曲张精索静脉以及：10 例存在无精，42 例存在少精，49 例存在睾丸疼痛（伴随或不伴随少精，其他保守治疗无效）。81 例患者的随访期限超过 3 个月，75% 少精患者的精子计数和活动性明显改善；1 例无精患者转变为少精患者。92% 的睾丸疼痛患者实现了完全的缓解（除了精索静脉结扎外，还进行了特定的神经松解术）。一例患者的曲张精索静脉没有缓解（通过体格检查和超声检查）；一例患者出现了术后的轻微阴囊积水；两例患者出现了小型的术后阴囊血肿（保守处理）。机器人的第四个手臂允许医生可以多操作一项工具，这减少了对助手的依赖。第四个手臂也使医生在使用其他手臂进行静脉分离时，同时进行动脉的实时的多普勒成像。

RAVx 是一种安全、稳定和有效的手术方式。前期的结果预示了其良好的前景。在未来，我们还需进行更多的评价和对比研究。

机器人辅助的显微外科睾丸穿刺取精术

技术

在睾丸皮肤上，沿中线做一垂直的 4~5cm 切口。切口要一直切到睾丸的鞘膜，以使得睾丸可以暴露。机器人依旧放在患者的右侧。黑钻微钳装在机器人的左侧手臂和第四个手臂上。单极弯剪装在右侧手臂。一旦睾丸被分离出来，在鞘膜上做 2~3cm 的横向切口以暴露曲细精管。将鞘膜外翻，使曲细精管完全暴露。轻轻分离睾丸小叶，找到较大的曲细精管所在的区域。在这些区域取样，并且迅速交由接

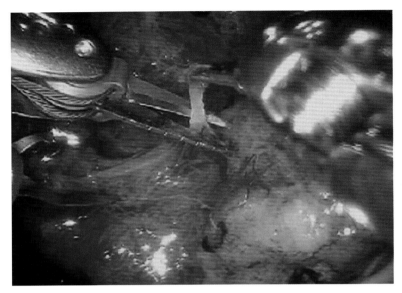

图10.15　机器人辅助的显微外科TESE术中图像。图示为曲细精管

受过培训的胚胎学专家进行相差显微镜镜检（图10.15）。取材要足够进行生殖相关的各项检查。取出的精子可以冻存，也可以进行新鲜的人工授精等操作。

　　如果经过仔细检查，没有发现精子。可以进行更深小叶的取材。第四个手臂上的黑钻微钳在医生进行深部小叶探查和取材时非常有用，因为可以牵拉较表浅的小叶以避免视野阻挡。如果患者的睾丸较大，或者上端或下端的小叶无法通过中间的开口被探查到，那么可以在上端或下端再做1~2cm的切口。

　　精子取材完毕或者各种检查已经做完后，使用6-0的线连续缝合鞘膜的切口。将睾丸复位，使用3-0的线关闭阴囊。阴囊内膜肌层使用3-0的线缝合，阴囊皮肤使用4-0的线缝合。在切口使用枯草杆菌软肽膏，穿着柔软的衣服并且使用睾丸运动托。恢复时，在手术处使用冰袋。

术后管理

　　以上操作步骤均适用于门诊患者。在患者醒来前应该放置阴囊托。术后应该告知患者，阴囊托至少要使用2~3周。术后一周应该限制活动。术后4~6周不应该进行剧烈运动和搬重物。术后若干天，应该使用镇痛剂和抗生素头孢氨苄（keflex）。在输精管吻合术后的2~3周，患者应该减少手淫和射精的次数。为了减少镇痛剂的使用，患者在术后的一周可以使用冰袋冷敷（30min一循环）。

结论

机器人辅助的显微外科手术还处在成长阶段。未来在泌尿外科或者是其他领域的显微外科手术中，它必将发挥巨大的作用。一个专门为了机器人辅助显微外科标准培训和资格审查的社团机构已经成立，成员是来自各个领域的专家，包括泌尿外科、整形外科、手外科、创伤科、血管外科、神经外科、麻醉科、五官科、妇科等。为了满足显微外科医师的需要，更高性价比的机器以及可移动的机器已经在研发中。目前，使用这些仪器的使用仍需要考察其性价比。希望这些仪器在将来为患者带了更多的福利。

（高冰 李辉喜 译）

参考文献

1. Schultheiss D, Denil J. History of the microscope and development of microsurgery: a revolution for reproductive tract surgery. Andrologia. 2002;34(4):234–41.
2. Silber SJ. Microsurgery in clinical urology. Urology. 1975;6(2):150–3.
3. Marmar JL. Modified vasoepididymostomy with simultaneous double needle placement, tubulotomy and tubular invagination. J Urol. 2000;163(2):483–6.
4. Berger RE. Triangulation end-to-side vasoepididymostomy. J Urol. 1998;159(6):1951–3.
5. Chan PT, Li PS, Goldstein M. Microsurgical vasoepididymostomy: a prospective randomized study of 3 intussusception techniques in rats. J Urol. 2003;169(5):1924–9.
6. Fogdestam I, Fall M. Microsurgical end-to-end and end-to-side epididymovasostomy to correct occlusive azoospermia. Scand J Plast Reconstr Surg. 1983;17(2):137–40.
7. Marmar JL, Kim Y. Subinguinal microsurgical varicocelectomy: a technical critique and statistical analysis of semen and pregnancy data. J Urol. 1994;152(4):1127–32.
8. Owen ER. Microsurgical vasovasostomy: a reliable vasectomy reversal. Aust N Z J Surg. 1977;47(3):305–9.
9. Schlegel PN. Testicular sperm extraction: microdissection improves sperm yield with minimal tissue excision. Hum Reprod. 1999;14(1):131–5.
10. Silber SJ. Microscopic vasoepididymostomy: specific microanastomosis to the epididymal tubule. Fertil Steril. 1978;30(5):565–71.
11. Thomas Jr AJ. Vasoepididymostomy. Urol Clin North Am. 1987;14(3):527–38.
12. Owen ER. Microsurgical vasovasostomy: a reliable vasectomy reversal. 1977. J Urol. 2002;167(2 Pt 2):1205.
13. Shu T, Taghechian S, Wang R. Initial experience with robot-assisted varicocelectomy. Asian J Androl. 2008;10(1):146–8.

第十一章 显微外科重建术在ICSI时代的作用

Karen Baker · Edmund Sabanegh Jr

译者按 随着ART技术近年来的迅速发展，人类生殖医学已经进入了ICSI时代，但是生殖显微外科技术不应被忽视：一方面输精管附睾吻合术等多种生殖管道的重建给夫妇自然受孕提供了机会，另一方面睾丸显微取精术使之前不能获得夫精受孕的夫妇重新获得了希望。夫妇双方的治疗诉求及自身实际状况仍是我们帮患者做出临床抉择的重要因素。对于年龄偏大的夫妇，IVF/ICSI技术更直接；而对于年经较轻的夫妇，生殖显微外科手术应该优先考虑。

摘要 在即使辅助生育技术（assisted reproductive techniques，ART）发展迅速的今天，显微外科重建手术仍是梗阻性无精症非常重要的治疗手段。手术为夫妇提供了自然受孕的机会，避免了IVF（in vitro Fertilization）/Intracytoplasmic Sperm Injection，ICSI技术的高额费用、局限性及风险。虽然ART技术越来越普及，但是其花费高及风险性也是无法掩盖的事实。精子回收技术能使不孕夫妇采取IVF/ICSI技术，但也给具备生育能力的及其后代带来了本可以规避的风险。在2009年，约30%的IVF周期导致了双胎或多胎妊娠，这与早产、低出生体重和严重的新生儿病理情况发生率升高相关[1]。卵巢过度刺激综合征是潜在威胁生命安全的并发症。据估计，中度及重度的卵巢过度刺激综合征在IVF周期中的发生率分别为3%~6%及0.1%~2%[2]。每一名外科医师都将遇到这样的夫妇，对于他们来讲，精子采集结合IVF/ICSI是获得妊娠的最好选择。但是，对于经过检查具备条件的夫妇，术后自然怀孕的安全性提供了一个不容置疑的理由来选择显微外科手术治疗。

关键词 输精管吻合术；显微外科手术；男性不育；节育后复通；花费效果；输精管附睾吻合术；梗阻间隔时限；精子肉芽肿；管腔液内无精子；男方年龄；女方年龄；既往妊娠史；输精管近端及残端长度

K. Baker , M.D. (✉) • E. Sabanegh Jr , M.D.
Center for Male Fertility , Glickman Urological and Kidney Institute, Cleveland Clinic ,
9500 Euclid Ave , Cleveland , OH 44195 , USA
e-mail: bakerk8@ccf.org

J.I. Sandlow (ed.), *Microsurgery for Fertility Specialists: A Practical Text*,
DOI 10.1007/978-1-4614-4196-0_11, © Springer Science+Business Media New York 2013

引言

在即使辅助生育技术发展迅速的今天，显微外科重建手术仍是梗阻性无精症非常重要的治疗手段，手术为夫妇提供了自然受孕的机会，避免了IVF/ICSI技术的高额费用、局限性及风险。虽然ART技术越来越普及，但是其花费高及风险性也是无法掩盖的事实。精子回收技术能使不孕夫妇采取IVF/ICSI技术，但也给具备生育能力的及其后代带来了本可以规避的风险。在2009年，约30%的IVF周期导致了双胎或多胎妊娠，这与早产、低出生体重和严重的新生儿病理情况发生率升高相关[1]。卵巢过度刺激综合征是潜在威胁生命安全的并发症。据估计，中度及重度的卵巢过度刺激综合征在IVF周期中的发生率分别为3%~6%和0.1%~2%[2]。每一名外科医师都将遇到这样的夫妇，对于他们来讲，精子采集结合IVF/ICSI是获得妊娠的最好选择。但是，对于经过检查具备条件的夫妇，术后自然怀孕的安全性提供了一个不容置疑的理由来选择显微外科手术治疗。

随着技术的改进，输精管复通手术的成功率显著提高，对于10年或更长时间的梗阻以及不同病因的梗阻如医源性损伤、感染性梗阻、先天性疾病等都有很好的复通率。与精子采集术及精子冷冻相比，复通术在花费上更有优势；术后自然受孕出生的每例新生儿的花费要比精子采集术及ICSI低[3-7]。对于有已知的女方不孕因素的夫妇，输精管修复术不可以被忽视。术后精液的各类参数足够进行宫腔内人工授精（intrauterine insemination，IUI）。由于女方因素导致不孕的夫妇，男方行输精管复通术能有望术后获得新鲜的射出的精子，这样就避免了从睾丸及附睾中进行取精以及精子冻存的花费。术后的并发症都是偶发的、轻微的，并且术后达到输精管复通的时间较短。因此，显微外科重建术，对于梗阻性无精症的患者提供了很重要的治疗选择。

在本章中，我们比较输精管复通术与IVF/ICSI的花费，综述了影响输精管复通术成功率的术前因素。我们的目的是提供足够的关于本类手术的有效信息，以指导不孕夫妇在显微外科手术与IVF/ICSI之间作出选择。后面的章节我们会讨论具体的手术技巧。

费用比较

目前，没有关于输精管道复通手术与精子采集行IVF/ICSI之间花费及效果比较的对照性研究，当然，期待这样一项研究的实施也不现实。当前的研究分析模型和回顾性综述表明，对绝大多数夫妇，重建术的效果至少与IVF/ICSI相同，但输精管复通重建术的花费更少。有趣之处在于，过去没有任何一项研究分析和解释为何更多的夫妇更倾向于多次怀孕。或许这得益于与 ART 相比，复通术费用较低的优势。更深入的讨论能确保读者对当前发表的文献报道的局限性、有关假说以及结局有更详细的了解。

Pavlovich 和 Schlegel 进行了一项大规模的研究，基于 1994 年的消费水平分析比较了输精管复通术与附睾显微外科取精行 IVF/ICSI 之间的费用与效果 [8]。本模型包括直接费用与间接费用诸如治疗前费用、麻醉 / 非定期手术费用、治疗并发症的费用以及治疗期间误工导致的经济损失等。费用估算参照美国 4 家辅助生育技术中心的收费。结局（包括活婴出生率、并发症）的评估参照发表的相关文献和（或）对 IVF 中心电话随访的结果（仅限于女方年龄不大于 39 岁的夫妇）。作者选择评估每例活婴出生的费用，但该模型对夫妇多次妊娠产生的费用进行了说明。该研究分析的结论为，对于每出生 1 例的活婴，精子采集后行 IVF/ICSI 技术的费用比输精管复通术费用高 2.8 倍（分别为 \$72,521 与 \$25,475）。进一步分析发现双侧的输精管吻合术及双侧的输精管附睾吻合术比经皮附睾或睾丸取精术获取精子行 IVF/ICSI 有更好的性价比。输精管复通术的价格优势还在于尽管梗阻间隔时间延长，其结局与目前报道的 IVF/ICSI 的妊娠率相当。

Heidenreich 等比较了同一个机构中输精管复通术（112 对夫妇）与经皮附睾取精术 / 睾丸取精术获取精子行 IVF/ICSI（69 对夫妇）的花费及结局 [3]。这项分析包括多胎妊娠。术后复通率及自然受孕率分别为 77% 及 53%。而行精子采集 IVF/ICSI 的妊娠率为 24.5%。并且，流产率及多胎妊娠率在 IVF/ICSI 的发生率比在输精管复通术中要高（流产率分别为 15.8% 及 2.4%，多胎妊娠率分别为 15.8% 及 1.2%）。每生产 1 例活婴的最终花费，IVF/ICSI 是输精管复通术的 5 倍（分别为 14,547 英镑及 2,793 英镑）。因此，该研究认为，输精管复通术，能获得更高的妊娠率，而最终活婴出生花费、多胎妊娠率及女方并发症降低。建议只有当夫妇不接受输精管复通术时才考虑精子采集结合 IVF\ICSI 治疗。

输精管复通术与精子获取行 IVF/ICSI 的价格优势还体现在输精管道重建及附睾输精管吻合术可以重复进行上。Donovan 等对同一个治疗中心中 18 例输精管复通手术失败再次行输精管重建手术患者与 9 对行 MESA 精子获取后做 IVF/ICSI 夫妇进行了比较。MESA 的适应证包括先天性梗阻性病变和不接受手术重建者。作者不建议曾患有双侧附睾炎的患者进行重复性输精管重建术。重复性重建手术包括 4 例双侧输精管复通术、5 例单侧输精管且对侧输精管附睾吻合术、4 例双侧输精管附睾吻合术、4 例单侧输精管复通术、1 例单侧输精管附睾吻合术。术后复通率及妊娠率分别为 78% 及 44%。在该研究中重复手术者有 12 例配偶获得妊娠，但其中 2 例是通过 IVF/ICSI 获得妊娠。作者对重复性重建手术后怀孕及 IVF/ICSI 妊娠的花费进行了比较，认为重复性输精管重建手术的花费比 MESA 精子获取行 IVF/ICSI 有优势。每例活婴出生的平均费用，通过 MESA 行 IVF/ICSI 比重复性输精管复通手术后生产活婴的花费高 2.3 倍（费用分别为 14,892 美元与 35,570 美元）。结论为：既往输精管复通手术失败的患者，进行再次手术治疗，也是不孕夫妇理性的治疗选择之一。

　　Kolettis 和 Thomas 回顾了 55 例行双侧或单侧对侧输精管附睾吻合术的患者的结局[4]。45 例患者（占 82%）为输精管重建手术失败后的再次手术，包括 41 例输精管吻合术及 4 例输精管附睾吻合术。作者报道总体的复通率、妊娠率及分娩率分别为 85%、44% 及 36%。上述结果也与利用睾丸取精行 IVF/ICSI 的平均费用及其活婴出生率等进行了比较。费用方面的分析包括误工期间的损失、分娩生产费用及预期的并发症治疗费用。作者报道输精管附睾吻合复通手术在费用方面具有优势。利用睾丸取精行 IVF 的花费大概是附睾输精管复通术花费的 1.6 倍。作者的研究结论为输精管复通术与 IVF/ICSI 相比治疗效果相当，但花费更少。

　　Meng 等对输精管复通手术与精子采集行 IVF/ICSI 二者的费用进行了分析。该分析是基于配偶的妊娠率及术后的复通率等而进行[9]。这个分析模型假定输精管复通术后的复通率为 80%，妊娠率为 30%，假定大约 50% 的患者在首次复通手术失败后则行 ART。作者的研究结论表明输精管重建术后的复通率在 78% 及以上时，重建手术在费用方面与 IVF 及 ICSI 相比具备优势。同时，当输精管重建手术的复通率低于 60% 时，精子获取后行 IVF 及 ICSI 则更为经济，例如某些输精管附睾吻合术。

　　Hsieh 等基于发表的有关精子采集行 IVF/ICSI 及输精管道重建手术后结局的文献资料构建了 Markov 模型，这个模型的研究目的是解释不同治疗策略的结局变化。该模型分析了男方输精管梗阻间隔在 14 年之久而配偶年龄 34 岁的夫妇的治疗花费及效果的关联。基于文献分析，假定每个 IVF/ICSI 周期的花费为 12400 美元，而输精管道复通手术的费用为 8500 美元，进行两组技术预后的比较。作者的结论为，与输精管复通手术相比，ART 的累计妊娠率稍高（累计妊娠率分别为 99.4% 及 95.3%），但 ART 的总体费用稍高。治疗的有效性随着配偶年龄的增大而降低，并且与男方的输精管的梗阻间隔时间长短有关。有一点是明确的，花费的多少对治疗选择是有影响的。当一对夫妇能最多预期花费 65,000 美元时，对于不同年龄阶段的夫妇，输精管道复通手术可能是最合适的选择，当预期 100,000 美元的治疗花费时，对于女方年龄在 33.1 岁~38 岁的夫妇来说，ART 可能更为有效。输精管道重建手术后的梗阻对于每一个家庭来说，仍要付出花费，这种顾虑也将影响患者的选择。因此，医学专家要个性化地了解就医者的经济状况。

梗阻间隔时间

　　梗阻时间过去被认为是输精管重建手术成功与否的决定性因素之一。近年来的文献表明随着梗阻时间延长，复通率只轻度下降，但是配偶的妊娠率降低。输精管复通手术研究小组发表的"划时代"的研究结果：该研究分析了 1247 例输精管重建手术的患者的结局，术后总体的复通率及妊娠率分别为 86% 及 52%[10]。以梗阻时间分组，复通率及妊娠率呈现阶梯式降低趋势，而且配偶妊娠率降低更为迅速。梗阻时间短于 3 年的患者术后复通率为 97%，配偶妊娠率 76%。当梗阻时间在 3~8 年、9~14 年、大于 15 年，术后复通率及妊娠率相应地分别为 88% 及 53%、79% 及 44%、71% 及 30%[10]。2004 年，Boorjian 等发表了由同一位外科医师 17 年期间完成的随机选取的 213 例双侧输精管重建手术的结局总结，结果统计分析显示，术后的复通率在梗阻年限小于 5 年、5~10 年、10~15 年、大于 15 年分别为 91%、88%、91% 及 89%[11]。配偶总体妊娠率为 81%，但当梗阻时限大于 15 年，术后妊娠率降至 44%。Magheli 等发表了同一位医生完成的 334 例输精管重建手术的回顾性分析结果，在 251 例患者中，复通率为 97%（精液常规分析结果显示有精子），总体妊娠率为 62%[12]。复通率及妊娠率不受梗阻时限的影响。多因素方差分析显示梗阻时间越长，患者需输精管附睾吻合术手术的可能性越大，且配偶年龄越大则妊娠率越低。Kolettis 等报道了 74 例输精管重建手术患者（由 3 位外科医生完成，梗阻时间在 10 年以上）的结局。平均梗阻时间 14.5 年（10~24 年），总体的复通率及妊娠率分别为 77% 及 37%。当以梗阻时间分组，梗阻时限在 10~15 年、16~19 年、大于 20 年时，复通率及妊娠率分别为 74% 及 40%、87% 及 36%、75% 及 27%[13]。很明显，当梗阻时间在 15 年以上，术后妊娠率与 IVF/ICSI 相当[3]。

年龄

女方的年龄明显影响输精管道复通手术后的妊娠率，特别是女方年龄大于 40 岁，术后妊娠率骤降。Gerrard 等基于女方的年龄，分析了 249 例输精管重建手术的配偶的妊娠率，研究结果显示，女方年龄在 40 岁以上的妊娠率急剧降低。基于配偶不同的年龄阶段，在 20~24 岁、25~29 岁、30~34 岁、35~39 岁、40 岁以上，术后复通率为 90%，89%，90%，86% 及 83%，妊娠率分别为 67%，52%，57%，54%，14%[14]。Deck 和 Berger 回顾分析了配偶年龄在 38 岁及以上的患者输精管重建手术的结局。本组中男方的平均年龄为 46 岁，女方平均年龄 40 岁。术后的复通率为 69%，经过至少 1 年的随访，配偶的妊娠率及活婴出生率分别为 22% 及 17%[7]。Kolettis 等回顾了女方年龄在 35 岁及以上的配偶的输精管重建手术的结局。经足够时间的随访，术后的妊娠率为 35%，其中当女方年龄在 35~39 岁时，妊娠率为 46%，当女方年龄在 40 岁以上，妊娠率仅为 14%[15]。在预测术后妊娠率的因素中，女方的年龄越大，妊娠率越低[12-16]。甚至在女方年龄未作为主要研究问题时，情况更明显。

男方年龄并不是影响术后复通率及妊娠率的主要因素。Magheli 等研究发现，男方年龄越大，提示梗阻时间越长及需要输精管附睾吻合术（VE）的可能性增加[12]。Parekatti 等研究中，单因素分析结果显示男方年龄越大推测患者需要 VE 手术的可能性越大；但多因素 logistical 回归分析显示，只有梗阻时间才是可能行 VE 手术的预测因素[17]。

既往生育或妊娠史

如患者既往未育，应详细进行体格检查，关注有无影响生精功能的因素，如先天性小睾丸等。如果男方既往有过子女，泌尿生殖系统检查正常，则术前无需额外的不育评估。关于夫妇双方既往有否生育史对术后的妊娠率的影响，研究有不同的结论。Chan 等回顾了 1048 例输精管结扎术后的复通手术患者的结局，其中包括 27 例既往有生育史的夫妇，术后复通率及自然受孕率分别为 100% 及 86%[18]。在一项 747 例输精管结扎后重建手术患者的回顾性研究中，夫妇既往生育史预示着术后更高的受孕率[19]。Kolettis 等回顾性调查了 34 例输精管结扎后复通术的患者，期间配偶未曾改变，其中 29 对夫妇既往有过妊娠。平均梗阻时间为 5 年，女方的平均年龄为 31.9 岁。经足够时间的随访，术后复通率为 93%，妊娠率为 60%[20]。Hernandez 和 Sabanegh 报告了 41 例既往有过妊娠史的患者，即使在首次输精管重建手术失败后行第二次重建手术后仍有高的妊娠率。研究显示既往有过妊娠史的夫妇术后的妊娠率为 80%（$n=5$），而再次婚姻的夫妇术后妊娠率仅仅为 17%（$n=26$）[21]。Kim 等回顾了 44 例输精管重建手术的患者的结局，研究显示女方年龄，而不是既往妊娠与否，是预测术后受孕率的重要因素[22]。

精子肉芽肿

重建手术视野部位发现精子肉芽肿被认为是术后较高复通率的因素。精子肉芽肿的形成被认为是精子的"泄露"导致，缓解了附睾的压力，减少了附睾的损伤。尽管文献报道的观点不一致，但更多的观点认为精子肉芽肿并不意味着术后更高的复通率及妊娠率。输精管吻合研究小组报道，是否存在组织学证实的精子肉芽肿与术后复通率及妊娠率之间无统计学差异[10]。Bolduc 等回顾研究了 16 年间 747 例输精管重建手术的患者的结局，发现精子肉芽肿可能预示着术后复通率高[19]。2009 年，Hinz 报告了同一位医师完成的 351 例输精管重建手术患者的结局，发现精子肉芽肿的存在预示着更高的复通率，但术后妊娠率无明显差异[23]。Boorjian 报告了 213 例由同一位医师完成的输精管重建手术的结局，发现手术侧出现精子肉芽肿对术后复通率及妊娠率均无影响[11]。Magheli 回顾了 334 例输精管道重建手术患者的结局，发现精子肉芽肿存在与否对复通率及妊娠率无明显影响[12]。

输精管近端残余长度

Witt 等检测了 26 例输精管重建手术患者的睾丸侧输精管残端的长度。长度的测量是从附睾尾端开始直到输精管残端管腔液体中找到完整的精子（$n=52$）。残端为 2.7cm 或更长的 32 例中有 30 例（94%）在管腔液体中找到完整的精子，残端长度短于 2.7cm 的 20 例中仅有 3 例（15%）出现完整精子[24]。较长的残端是否提供了对附睾的保护，避免了附睾更高的压力。这个观点仍在讨论中。也有的观点认为术前评估输精管残端长度是不精确的。但该研究提示在术前体检发现的睾丸侧输精管残端过短的信息对于指导临床治疗也有意义。

既往重建手术史

既往输精管重建手术失败并不意味着再次手术无法成功。2007 年，Hollingsworth 发表了由 4 位医师完成的 49 例再次输精管重建手术患者的结局。既往首次手术前梗阻时间在 10.5 年，第二次手术与第一次手术梗阻间隔在 2.7 年。34% 的患者进行了至少一次的单侧 VE 手术。梗阻间隔短于 10 年组与梗阻时间长于 10 年组之间行 VE 的比例没有统计学差异。术后平均复通率及妊娠率分别为 85% 及 44%，复通率及妊娠率在梗阻间隔短于 10 年组及大于 10 年组之间比较无统计学差异[25]。Paick 等发表了 62 例重复输精管道重建手术患者的结局，包括单侧 VV（$n=2$），双侧 VV（$n=58$），同时行 VV 及 VE（$n=2$）[16]。除非手术操作有很大难度，无论管腔液体的性质或是否出现精子，都行 VV 手术。术后复通率 92%，自然活胎出生率为 52%[16]。作者分析评估了能预测术后复通率及妊娠率的因素，结果显示女方年龄增加能降低妊娠率。单因素分析显示，管腔液体中有无精子，以及精子是否活动，梗阻时间长短，输精管重建手术类型（双侧 VV 或其他手术方式），吻合水平及方式（直接或间接）等均不会显著影响术后复通率及妊娠率。Hernandez 及 Sabanegh 回顾分析 41 例再次输精管重建手术患者的结局，包括双侧 VV 患者 7 例，单侧 VV 患者 4 例，双侧 VE 患者 16 例，单侧 VE 患者 4 例，同时行单侧 VE 及对侧 VV 患者 10 例。术后复通率为 79%，妊娠率为 31%，其中有 31 对夫妇保持随访[21]。Pasqualotto 回顾了 18 例再次输精管重建手术患者的结局，包括 10 例单侧及 8 例双侧显微外科 VE，术后复通率为 66.7%，自然妊娠率为 25%[26]。与既往输精管结扎及感染性梗阻术后复通率相比（分别为75%及43%），因解剖因素导致梗阻者有较高的复通率（85.7%），但二者之间无统计学差异。28例输精管重建手术失败者再次行重建术，术后复通率及妊娠率分别为57%及32%[27]。目前发表的文献资料支持对于无精症患者首次输精管重建手术失败后再次行手术重建，术后仍有望有较高的复通率及妊娠率。

输精管吻合术（VV）及输精管附睾吻合术（VE）

附睾管细小精微，对于手术技巧要求较高，对手术者是一个挑战，后面章节将详细介绍。近期多个中心报道的VE术后较高复通率是令人鼓舞的。在1998年，Berger首次运用三边内翻缝合技术行VE手术，在12例患者中有11例术后复通，射精后的精液中发现活动精子（复通率92%）[28]，但术后妊娠率未见报道。Marmar随后报道了19例利用双层内翻缝合技术行VE患者的结局，在9例行双侧VE的患者术后复通率及妊娠率分别为78%及22%；在7例行单侧VE及对侧VV的患者中，术后复通率及妊娠率分别为83%及28%，这些患者均经过至少12个月的随访（未曾报道平均随访时间）[29]。在2005年，Schiff等回顾性分析了由同一位术者完成的153例行不同术式VE患者的结局，包括双针纵向缝合（longitudinal intussusception VE，LIVE）、三边内翻缝合（triangulation intussusception VE，TIVE）、传统端侧吻合（end to side，ES）及端端吻合（end to end，EE）。本组患者不仅包括输精管结扎术后导致的继发性无精症，也包括原发性附睾管梗阻。术后活动精子检出率分别为67%（LIVE）、16%（TIVE）、11%（ES）及6%（EE），比较均不具备统计学差异[30]。Chan等进一步扩展了相关研究，前瞻性分析了68例由同一位术者完成的LIVE及TIVE患者的手术结局。患者的平均年龄为29.8岁，平均梗阻时间为18.8年（3~25年），这些患者不仅限于输精管结扎术后导致的梗阻性无精症。总体复通率（定义为≥10000个精子/ml）为84%。经过至少1年及以上随访，自然受孕率为40%，平均受孕时限为14.2个月[31]。本研究同时报道了显微外科手术的较高复通率，但VE术后总体的妊娠率低于VV。应引起大家关注的是，并不是所有目前发表的文献报道的术后复通率均像本研究之高，可能是VE手术有较高操作难度所致[32-33]。

手术方法

1977年，Silber和Owen分别独立报道了利用显微外科行输精管重建手术，被誉为梗阻性无精症手术方法的划时代进步[34-35]。显微外科手术总体效果优于传统术式，但当前也有一部分学者认为利用 Loupe 放大 / 不放大手术视野行输精管吻合术也有不错的复通率及妊娠率。Gopi 和 Townell 回顾了由同一位医师完成的 70 例输精管吻合术患者的结局，本组平均梗阻时间在 8.5 年，操作者利用 6-0 尼龙线行端端吻合术（不利用手术视野放大装置）。术后总体复通率及妊娠率为 90% 及 54%，在梗阻时限 10 年及以下者，手术后的结局更好[36]。Hsieh 回顾比较了 42 例双侧显微外科输精管吻合术（组 1）及 32 例双侧 Loupe 辅助手术视野放大下行输精管吻合术（组 2）的术后结局。两组手术均由同一名术者完成，均利用 9-0 尼龙线行单层缝合。组 1 术后复通率及妊娠率分别为 91% 及 43%，组 2 术后复通率及妊娠率分别为 89% 及 39%，两组比较无统计学差异[37]。Urquhart-Hay 报道 125 例用 ×3.5Loupe 放大行输精管重建手术患者的结局，复通率（定义为精子密度＞20mil/mL）为 86%，术后妊娠率为 51%[38]。

显微外科手术被认为是输精管重建手术的金标准。虽然利用 Loupe 放大或其他传统术式时术者的手术时间更短，但显微外科操作能使得黏膜与黏膜精细吻合，所以术后复通率更高。Jee 和 Hong 回顾比较了 22 个月间同一位医师完成的 25 例显微外科输精管吻合手术患者与 25 例利用 ×4 Loupe 放大视野辅助下的输精管吻合术患者的结局差异，均用 9-0 尼龙线间断单层缝合法。术后显微外科组的复通率显著高于 Loupe 放大组（分别为 91% 及 72%，$P=0.021$）。术后妊娠率分别为 40% 与 28%，但无统计学差异。两组间平均年龄、配偶年龄、梗阻时间、复通后精子密度及活动率均具可比性[39]。Dewire 和 Lawson 回顾分析了 32 例 Loupe 辅助放大后行输精管吻合术患者的结局，术后复通率与显微外科手术相当（89%），但妊娠率仅为 41%[40]。Lee 和 McLoughlin 比较了 41 例利用 4-0 及 6-0 可吸收线行单层缝合的常规手术（未辅助应用手术视野放大装置）与 26 例利用 8-0 到 10-0 合成线进行双层缝合显微外科输精管吻合术患者之间的结局，结果显示显微外科组的复通率及妊娠率更高（分别为 96% 及 54%），而未经手术视野放大组复通率及妊娠率为 90% 及 46%[41]。

关于机器人辅助显微外科输精管重建手术相关的文献报道很少。但有几个研究机构报道的结果显示机器人辅助显微外科手术在动物模型及人的离体新鲜器官上的可行性[42-44]。Fleming 也报道了 2 位医师用机器人辅助行输精管重建手术的经验，但相关报道资料未包括术后结局分析[45]。Parekattil 等发表了 37 个月间由同一位显微外科培训中心培训的医师完成的显微外科手术与机器人辅助下完成的显微外科手术比较的前瞻性及初期的研究结果，机器人辅助手术时间短于显微外科手术（分别为 90min 及 120min）。复通率（定义为精子密度＞1mil/ml）为 94%，显微外科组的复通率为 79%，本研究未报道妊娠率[46]。与标准的显微外科重建手术相比，机器人手术费用高，视觉上放大倍数低，因此其优势仍需进一步评估。

复杂的输精管重建手术

显微外科学家经常会面对众多由于腹股沟区手术导致的输精管梗阻的患者。Matsuda 回顾性分析了 22 例由于腹股沟疝修补术后导致的无精症及少精症（精子密度 < 5mil/ml）。输精管残端在内环口以上被探及，约 37% 患者输精管短缩在 3cm 及以上。其中，18 例患者行腹股沟部位的 VV 手术，4 例患者行交叉的输精管吻合术，当残端一旦被探及并游离后，直接在外环水平越过腹壁。术后复通率 89%，包括术后仍无精，但通过输精管造影已显示吻合[47]。Pasqualotto 回顾分析了 13 例由于疝修补术后无精症或重度少弱精症患者经输精管重建手术的结局。总体复通率在 65%，经过至少 12 月以上的随访，妊娠率为 40%[48]。6 例患者由于首次重建手术失败而行二次手术。Shaeer 等分析了 25 例由于腹股沟疝修补术后导致的输精管梗阻，精道造影确认均为腹股沟区域梗阻，包括单侧梗阻（*n*=15）及双侧梗阻（*n*=10）。在腹股沟管水平分离输精管残端，经腹股沟游离输精管盆腔段，通过联合腱 / 直肠壶腹部位分离构建形成的通道引至阴囊。利用 8-0 尼龙线单层缝合，或 10-0 及 9-0 尼龙线双层缝合。总体重建手术复通率为 68%，单侧重建手术复通率 60%，双侧重建手术的复通率为 80%[49]。Sabanegh 和 Thomas 报道了 12 例交叉显微输精管附睾吻合术，采用对侧吻合，是由于同侧梗阻难以修复但睾丸正常，而对侧睾丸严重损害或缺如。9 例患者中的 8 例复通，占 88%，随访期均大于 6 个月，两对夫妇自然受孕。术后精子平均密度及成活率为 98mil/ml 和 13%。2 例患者行再次重建手术。作者分析指出，与其他病因导致的输精管梗阻相比，精囊及输精管发育缺如 / 缺陷患者术后的精子密度更低。

结论

输精管重建手术在 IVF/ICSI 时代仍扮演重要角色，这为患者提供了更多的治疗选择，并且输精管重建手术在费用方面具有优势。手术副作用及术后并发症轻微，术后复通获取精子及手术恢复等方面均可接受。既往曾行重建手术及复杂性重建手术并不意味着再次手术不能成功。因为有众多因素可以影响输精管重建手术的结局，患者应向医师详细咨询。女方年龄仍是预测术后妊娠率高低的最重要的因素。

（徐阳 陈亮 译）

参考文献

1. Anon. Clinic Summary Report. Available at: https://www.sartcorsonline.com/rptCSR_PublicMultYear.aspx?ClinicPKID=0. Accessed 15 Sept 2011.
2. Delvigne A. Symposium: update on prediction and management of OHSS. Epidemiology of OHSS. Reprod Biomed Online. 2009;19(1):8–13.
3. Heidenreich A, Altmann P, Engelmann UH. Microsurgical vasovasostomy versus microsurgical epididymal sperm aspiration/testicular extraction of sperm combined with intracytoplasmic sperm injection. A cost-benefit analysis. Eur Urol. 2000;37(5):609–14.
4. Kolettis PN, Thomas Jr AJ. Vasoepididymostomy for vasectomy reversal: a critical assessment in the era of intracytoplasmic sperm injection. J Urol. 1997;158(2):467–70.
5. Lee R, Li PS, Goldstein M, et al. A decision analysis of treatments for obstructive azoospermia. Hum Reprod. 2008;23(9):2043–9.
6. Donovan Jr JF, DiBaise M, Sparks AE, Kessler J, Sandlow JI. Comparison of microscopic epididymal sperm aspiration and intracytoplasmic sperm injection/in-vitro fertilization with repeat microscopic reconstruction following vasectomy: is second attempt vas reversal worth the effort? Hum Reprod. 1998;13(2):387–93.
7. Deck AJ, Berger RE. Should vasectomy reversal be performed in men with older female partners? J Urol. 2000;163(1):105–6.
8. Pavlovich CP, Schlegel PN. Fertility options after vasectomy: a cost-effectiveness analysis. Fertil Steril. 1997;67(1):133–41.
9. Meng MV, Greene KL, Turek PJ. Surgery or assisted reproduction? A decision analysis of treatment costs in male infertility. J Urol. 2005;174(5):1926–31. discussion 1931.
10. Belker AM, Thomas AJ, Fuchs EF, Konnak JW, Sharlip ID. Results of 1,469 microsurgical vasectomy reversals by the Vasovasostomy Study Group. J Urol. 1991;145(3):505–11.
11. Boorjian S, Lipkin M, Goldstein M. The impact of obstructive interval and sperm granuloma on outcome of vasectomy reversal. J Urol. 2004;171(1):304–6.
12. Magheli A, Rais-Bahrami S, Kempkensteffen C, et al. Impact of obstructive interval and sperm granuloma on patency and pregnancy after vasectomy reversal. Int J Androl. 2010;33(5):730–5.
13. Kolettis PN, Sabanegh ES, D'amico AM, et al. Outcomes for vasectomy reversal performed after obstructive intervals of at least 10 years. Urology. 2002;60(5):885–8.
14. Gerrard ER, Sandlow JI, Oster RA, et al. Effect of female partner age on pregnancy rates after vasectomy reversal. Fertil Steril. 2007;87(6):1340–4.
15. Kolettis PN, Sabanegh ES, Nalesnik JG, et al. Pregnancy outcomes after vasectomy reversal for female partners 35 years old or older. J Urol. 2003;169(6):2250–2.
16. Paick J-S, Park JY, Park DW, et al. Microsurgical vasovasostomy after failed vasovasostomy. J Urol. 2003;169(3):1052–5.
17. Parekattil SJ, Kuang W, Agarwal A, Thomas AJ. Model to predict if a vasoepididymostomy will be required for vasectomy reversal. J Urol. 2005;173(5):1681–4.
18. Chan PTK, Goldstein M. Superior outcomes of microsurgical vasectomy reversal in men with the same female partners. Fertil Steril. 2004;81(5):1371–4.
19. Bolduc S, Fischer MA, Deceuninck G, Thabet M. Factors predicting overall success: a review of 747 microsurgical vasovasostomies. Can Urol Assoc J. 2007;1(4):388–94.
20. Kolettis PN, Woo L, Sandlow JI. Outcomes of vasectomy reversal performed for men with the same female partners. Urology. 2003;61(6):1221–3.
21. Hernandez J, Sabanegh ES. Repeat vasectomy reversal after initial failure: overall results and predictors for success. J Urol. 1999;161(4):1153–6.
22. Kim SW, Ku JH, Park K, Son H, Paick J-S. A different female partner does not affect the success of second vasectomy reversal. J Androl. 2005;26(1):48–52.
23. Hinz S, Rais-Bahrami S, Weiske WH, et al. Prognostic value of intraoperative parameters observed during vasectomy reversal for predicting postoperative vas patency and fertility. World J Urol. 2009;27(6):781–5. Available at: http://www.ncbi.nlm.nih.gov/pubmed/19255761. Accessed 6 Mar 2011.

24. Witt MA, Heron S, Lipshultz LI. The post-vasectomy length of the testicular vasal remnant: a predictor of surgical outcome in microscopic vasectomy reversal. J Urol. 1994;151(4):892–4.

25. Hollingsworth MR, Sandlow JI, Schrepferman CG, Brannigan RE, Kolettis PN. Repeat vasectomy reversal yields high success rates. Fertil Steril. 2007;88(1):217–9.

26. Pasqualotto FF, Agarwal A, Srivastava M, Nelson DR, Thomas AJ. Fertility outcome after repeat vasoepididymostomy. J Urol. 1999;162(5):1626–8.

27. Fox M. Failed vasectomy reversal: is a further attempt using microsurgery worthwhile? BJU Int. 2000;86(4):474–8.

28. Berger RE. Triangulation end-to-side vasoepididymostomy. J Urol. 1998;159(6):1951–3.

29. Marmar JL. Modified vasoepididymostomy with simultaneous double needle placement, tubulotomy and tubular invagination. J Urol. 2000;163(2):483–6.

30. Schiff J, Chan P, Li PS, Finkelberg S, Goldstein M. Outcome and late failures compared in 4 techniques of microsurgical vasoepididymostomy in 153 consecutive men. J Urol. 2005;174(2):651–5. quiz 801.

31. Chan PTK, Brandell RA, Goldstein M. Prospective analysis of outcomes after microsurgical intussusception vasoepididymostomy. BJU Int. 2005;96(4):598–601.

32. Ho KL, Wong MH, Tam PC. Microsurgical vasoepididymostomy for obstructive azoospermia. Hong Kong Med J. 2009;15(6):452–7.

33. Kumar R, Mukherjee S, Gupta NP. Intussusception vasoepididymostomy with longitudinal suture placement for idiopathic obstructive azoospermia. J Urol. 2010;183(4):1489–92.

34. Silber SJ. Microscopic technique for reversal of vasectomy. Surg Gynecol Obstet. 1976;143(4):631.

35. Owen ER. Microsurgical vasovasostomy: a reliable vasectomy reversal. Aust N Z J Surg. 1977;47(3):305–9.

36. Gopi SS, Townell NH. Vasectomy reversal: is the microscope really essential? Scott Med J. 2007;52(2):18–20.

37. Hsieh M-L, Huang HC, Chen Y, Huang ST, Chang PL. Loupe-assisted vs microsurgical technique for modified one-layer vasovasostomy: is the microsurgery really better? BJU Int. 2005;96(6):864–6.

38. Urquhart-Hay D. A low-power magnification technique for the re-anastomosis of the vas–further results in a personal series of 125 patients. Aust N Z J Surg. 1984;54(1):73–4.

39. Jee SH, Hong YK. One-layer vasovasostomy: microsurgical versus loupe-assisted. Fertil Steril. 2010;94(6):2308–11.

40. Dewire DM, Lawson RK. Experience with macroscopic vasectomy reversal at the Medical College of Wisconsin. Wis Med J. 1994;93(3):107–9.

41. Lee L, McLoughlin MG. Vasovasostomy: a comparison of macroscopic and microscopic techniques at one institution. Fertil Steril. 1980;33(1):54–5.

42. Kuang W, Shin PR, Oder M, Thomas Jr AJ. Robotic-assisted vasovasostomy: a two-layer technique in an animal model. Urology. 2005;65(4):811–4.

43. Schiff J, Li PS, Goldstein M. Robotic microsurgical vasovasostomy and vasoepididymostomy in rats. Int J Med Robot. 2005;1(2):122–6.

44. Kuang W, Shin PR, Matin S, Thomas Jr AJ. Initial evaluation of robotic technology for microsurgical vasovasostomy. J Urol. 2004;171(1):300–3.

45. Fleming C. Robot-assisted vasovasostomy. Urol Clin North Am. 2004;31(4):769–72.

46. Parekattil SJ, Cohen MS. Robotic microsurgery 2011: male infertility, chronic testicular pain, postvasectomy pain, sports hernia pain and phantom pain. Curr Opin Urol. 2011;21(2): 121–6.

47. Matsuda T, Muguruma K, Hiura Y, et al. Seminal tract obstruction caused by childhood inguinal herniorrhaphy: results of microsurgical reanastomosis. J Urol. 1998;159(3):837–40.

48. Pasqualotto FF, Pasqualotto EB, Agarwal A, Thomas Jr AJ. Results of microsurgical anastomosis in men with seminal tract obstruction due to inguinal herniorrhaphy. Rev Hosp Clin Fac Med Sao Paulo. 2003;58(6):305–9.

49. Shaeer OKZ, Shaeer KZ. Pelviscrotal vasovasostomy: refining and troubleshooting. J Urol. 2005;174(5):1935–7.

50. Sabanegh Jr E, Thomas Jr AJ. Effectiveness of crossover transseptal vasoepididymostomy in treating complex obstructive azoospermia. Fertil Steril. 1995;63(2):392–5.

第十二章　输卵管显微外科手术

Jeffrey M. Goldberg · Tommaso Falcone

　　译者按　目前，针对输卵管性不孕，采用辅助生殖技术还是手术重建输卵管解剖结构仍存在很大的争议。输卵管显微外科手术为输卵管性不孕症患者的治疗方式带来了新的选择，可在腹腔镜或机器人辅助下完成，是一项精细、安全的手术，尤其适用于输卵管绝育术患者。相较于试管婴儿，输卵管吻合术回避了试管婴儿的相关风险，患者无需进一步干预措施即可每月尝试受孕，具有较高的成功率及术后妊娠率。但是，在临床工作中，术前我们应充分评估患者的年龄、卵巢贮备功能及是否存在其他不孕因素，与患者以及家属充分沟通后，做出适宜患者及其家庭需求的治疗方案决策。

　　摘要　输卵管吻合术是一种微创的门诊手术，可在有或无机器人辅助的条件下通过显微开腹手术或腹腔镜下进行。即使在年龄较大的患者中，该手术的成功率也很高。尽管因输卵管吻合术而妊娠的医疗支出通常低于试管婴儿，但各有优缺点，需要充分与患者沟通。

　　关键词　输卵管；输卵管吻合术；结扎后输卵管再通；女性绝育术后再通；显微外科手术；机器人手术

输卵管吻合术与试管婴儿（in-vitro fertilization, IVF）

　　在妇科学中，显微外科仅用于输卵管结扎后再通吻合。在接受输卵管绝育术的女性中，0.9%~26% 会后悔自己的决定[1]。这些期待再次生育的妇女，在选择输卵

J. M. Goldberg, MD (✉)
Department of Obstetrics and Gynecology, Cleveland Clinic,
9500 Euclid Avenue, Cleveland, OH 44195, USA
e-mail: goldbej@ccf.org

T. Falcone, MD
Ob/Gyn and Women's Health Institute, Cleveland Clinic,
9500 Euclid Avenue A81, Cleveland, OH 44195, USA
e-mail: falcont@ccf.org

J.I. Sandlow (ed.), *Microsurgery for Fertility Specialists: A Practical Text*,
DOI 10.1007/978-1-4614-4196-0_12, © Springer Science+Business Media New York 2013

管吻合术还是试管婴儿时，需要衡量以下几个重要因素：患者年龄、卵巢储备功能、计划分娩次数、是否存在其他不孕因素、外科医生的经验及试管婴儿的成功率。另外患者的意愿、宗教信仰、费用及医疗保险也是必须考虑的。

女性的年龄是输卵管吻合术是否成功的最主要影响因素[2-5]。40 岁以下既往输卵管绝育术的女性，通过行显微外科输卵管吻合再通术，其 2 年累积宫内妊娠率可达 70%～90%，甚至更多 [3, 6-7]。即便是 40～45 岁女性，其累积宫内妊娠率也可达 41.7%～70.6%[3-4, 6-11]。

女性的年龄同样也是试管婴儿成功率的最主要影响因子（图 12.1）。根据 2008 年全国试管婴儿注册数据，首次报道单次试管婴儿技术的活产率仅为 30%[12]。因此，通过多次试管婴儿周期，试管婴儿技术才能达到与输卵管吻合术相同的累积妊娠率。但是，目前缺乏试管婴儿与输卵管吻合术的随机对照试验研究 [13]。回顾性研究指出，小于 37 岁女性输卵管吻合术的累积妊娠率明显高于试管婴儿，但在 ≥ 37 岁的女性中两者没有区别 [14]。但是，试管婴儿的每胎平均成本要高于输卵管吻合术 2～10 倍 [11, 14]。

对于输卵管可修复长度小于 4cm 及具有严重的输卵管卵巢粘连、Ⅲ - Ⅳ期子宫内膜异位症或男性不育因素较重的患者，试管婴儿相较于输卵管吻合术是更优先的选择方式。另外，应该充分告知患者及家属两种治疗方式各自的优缺点。输卵管吻

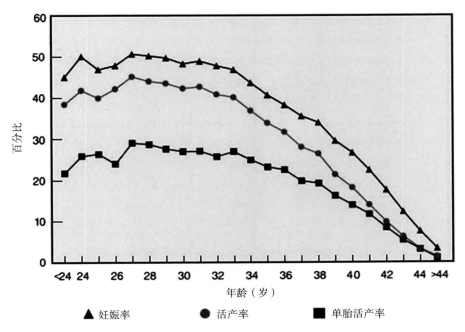

图12.1　2008年IVF妊娠率、活产率、单胎活产率（2404 Centers for Disease Control 2008）

合的优点是，它是一次性的（经常在门诊微创手术下进行）过程、患者无需进一步的干预措施即可每个月尝试受孕且可以多次怀孕。它相对于试管婴儿性价比更高且回避了试管婴儿的相关风险。

缺点在于其可能发生相关的手术并发症，如出血、感染、脏器损伤及麻醉反应等。另外在短暂的恢复阶段会出现术后不适。此外，输卵管吻合术后异位妊娠率可达 2%~10%，而试管婴儿则是 1%~2%[3,4,6-8,10,12]。

无需手术是试管婴儿的首要优势。此外，患者可以尝试进行多次试管婴儿周期，所以试管婴儿还可以明显缩短妊娠等待时间。其缺点是费用昂贵（尤其是要求多周期的情况下），并且需要频繁注射药物进行保胎及连续监测多个星期。试管婴儿与多胎妊娠率相关。2008 年在美国，双胞胎、三胞胎或多胞胎的比例分别为29% 和 3.5%[12]。

多胎妊娠大大增加了围生期死亡率、脑瘫及其他由早产引起的严重疾病的风险。分娩及后续护理费用对于患者和医疗系统总体上将是一个巨大的经济负担。几项研究指出，即使在通过 IVF 分娩的单胎婴儿中，仍然存在较高的围生期不良结局发生率，如围生期死亡率、早产、出生体重低或极低、宫内生长迟缓[15-19]、先天畸形。此外，试管婴儿技术有可能引起卵巢过度刺激综合征，严重者甚至危及患者的生命。

术前评估

应该先尽量获取患者之前输卵管结扎的手术记录和病理报告。如果既往手术提示可能没有足够的输卵管长度进行修复，或者患者合并严重的盆腔疾病，应建议患者直接尝试试管婴儿。如果手术报告表明，患者盆腔状况正常且用输卵管环或 Filshie 夹（钛夹）进行输卵管结扎，或产后通过切除小段输卵管进行输卵管结扎，则无需做诊断性腹腔镜检查即进行输卵管吻合术。其他情况下，必须在输卵管吻合术前行诊断性腹腔镜检查，因为 3.8%~27% 的患者输卵管不具备进行修复的条件[20-22]。

尽管术前行子宫输卵管碘油造影（hysterosalpingograms，HSG）有助于发现宫内病变，但输卵管吻合术前进行诊断性宫腔镜检测可以使患者避免进行 HSG检查时的痛苦。输卵管吻合术前应建议做精液分析，因为如果存在明显的男性因素则需要选择 IVF。对于 35 岁以上女性，在经期第三天检测促卵泡激素与雌二醇水平、行克罗米芬实验、检测抗苗勒激素（anti-mullerian hormone）水平与窦状卵泡计数可以排除卵巢储备功能下降，其提示患者行输卵管吻合术和 IVF 均具有较差的预后。

技巧

显微外科输卵管吻合通常作为门诊手术进行，虽然不适用于肥胖患者。患者采用改良截石位。进行诊断性宫腔镜检查后，可通过放置举宫器抬高宫底以方便暴露手术切口及进行输卵管通液（chromotubation）。然后进行相应的手术（开腹显微手术或腹腔镜手术）。

在耻骨联合上 2 横指取 5cm 横切口进行皮肤切开，通过皮下脂肪到达筋膜层。沿中线垂直切开筋膜与腹膜。将莫比乌斯（Mobius）腹部牵引器（CooperSurgical, Trumbull, CT）放置腹部切口中。它可以使手术视野充分暴露，但注意保护切口边缘避免腹部牵引器对神经压迫造成损伤等情况。腹腔内既不填塞也不使用海绵擦拭，用 5000 单位肝素溶于 1 升乳酸钠林格液反复冲洗腹腔可防止术后粘连。术中可使用双极电极或灼烧止血。

术中，将子宫底推开以充分暴露输卵管。将稀释的血管加压素（20 单位 /100ml 注射用生理盐水）注入结扎端下方的输卵管系膜中。将手术用显微镜放入手术视野，然后使用管状单极的显微操作针进行操作。用虹膜剪将结扎端剪开。将亚甲蓝通过宫颈注入宫腔及输卵管以显示近端输卵管的通畅性。可用虹膜剪连续切割直到有染料流出。而子宫角的结扎阻塞端需要用比弗刀片替代。而可使用 14 号静脉留置针（除去针头）将染料通过输卵管伞端逆行注入输卵管来判断远端输卵管的通畅性。

通过 6-0 的薇乔线穿过输卵管系膜，间断张力缝合对齐输卵管断端，再用 8-0 薇乔线间断缝合管腔，管腔外打结。第一针缝在输卵管系膜（6 点钟位置），其余分别缝在 3、9、12 点。如果输卵管管腔可见性较差，可先在已缝合位点打结。通过经宫颈输卵管通色素法再次评估输卵管是否通畅。无论染料是否从输卵管吻合处漏出，只要染料通过吻合端并在伞端溢出即可。如果出现吻合端瘘且远端无液体流出，则需要另外补充缝合。最后，8-0 薇乔线在靠近输卵管浆膜处打结。大多数患者在两小时内出院。

腹腔镜及机器人辅助输卵管吻合术

20 世纪 90 年代，为探索微创方法，首次报道了腹腔镜输卵管结扎再通吻合术。然而，一直欠缺合适的仪器。近期有关腹腔镜术的文献报道说明标准的双层吻合术具有极好的效果。这种方法没有被广泛采用，因为在腹腔镜微创手术方面有极大的技术难题。随着技术的改良，如一针 / 两针修补法，该手术都取得了较好的效果。最初使用机器人进行输卵管吻合的报道在 1999 年，该机器人名为宙斯（Computer

Motion Inc), 现已经停产[23]。目前仅使用达芬奇手术机器人（Intuitive Surgical Inc, Sunnyvale, CA）来完成输卵管再通吻合。

如果选择微创手术方法，我们更喜欢使用机器人辅助腹腔镜手术，而不是传统腹腔镜手术，因为机器人系统消除了支点效应及减少了缩放运动的震颤。可以精细缝合关键处理部位。此外医师可以将手放在操作区域舒服地坐着进行机器人手术。手腕是唯一的动作，这是标准的微创手术方式。机器人微创手术的主要缺陷在于缺乏触感导致缝针弯曲甚至断裂。通常通过视觉提示来进行适当的操作，这个操作需要经验来弥补这些缺陷。

机器人辅助输卵管结扎再通吻合的技巧

达芬奇手术机器人的组件包括外科医生控制台、成像系统、手术推车及手术塔。手术塔由四个机器人手臂及附着机器人专属套管组成。用于输卵管结扎再通吻合的套管为 8mm 的手术器械套管及 12mm 的腹腔镜套管。控制台放置在手术室，为外科医师提供了一个三维的手术视野，以及移动摄像头和可操作的手术器械（图 12.2）。控制台应调整到可灵活操作并具有额外的放大倍数。成像放大应可以方便调整和缩放比例合适（1：3）。外科医师的手臂舒适地放在扶手上，只需移动手腕与手指即可（图 12.3）。机器人与传统腹腔镜手术相比主要优势在于其手腕可以有七个方向的自由度活动。

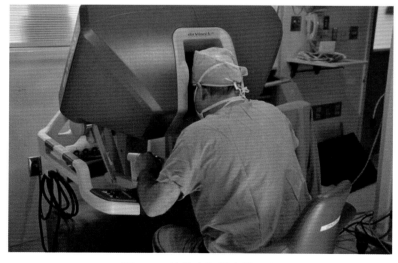

图12.2　达芬奇机器人控制台

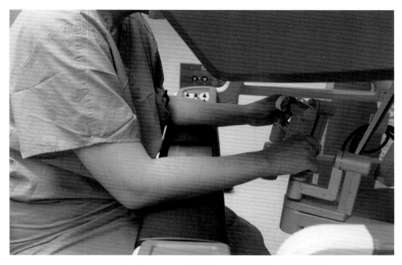

图12.3 外科医生上臂支撑，手指操控"操纵杆"

　　患者在 Allen 支架上采用仰卧截石位，经宫颈放置 RUMI 子宫机械手。机器人塔"停靠"在可以经阴道和子宫颈进行子宫机械操作和进行宫腔镜检查的地方（图12.4 ）。此外，它给助手提供了更多空间，舒服地坐着操作手术。建立气腹后，将

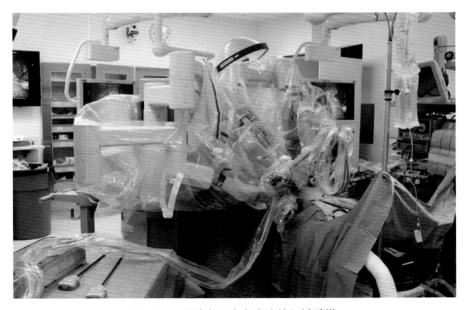

图12.4 安放在手术台旁边的机械臂塔

12mm 的套管置于脐部。为了避免机器人手术中相互碰撞，正确放置附件是至关重要的。我们通常使用三个机械套管配件和一个传统套管配件以引入机械手臂、连接冲洗器及其他传统腹腔镜仪器。机器人套管间的间距需要 8~10cm。传统的腹腔镜辅助套管放置在下腹部，通常是右边。而达芬奇机器人通常使用 12mm 的套管，因为小套管可以很好地卡住小的机械手臂。重要的是要在可视情况下出入套管，因为机械手臂很容易脱落。

标准的机器人设备包括 Prograsp 钳、Potts 剪刀、双极微型电刀和黑钻显微手术镊。我们也采用常规机器人单极剪刀用于大范围的组织切割，用 Potts 剪刀精细修建吻合端组织。图 12.5 显示了一些常规配置，如手臂 3 安放 Prograsp 钳、手臂 2 安放双电极微型电刀、手臂 1 安放 Potts 剪刀或机器人单极剪刀。电源设置应为 15W。通常在浆膜层表面切开深约 5mm 就可以暴露出输卵管肌层。

可在腹腔镜监视下在输卵管腔近侧和远侧放置支撑物以便缝合。支撑物可以是子宫角套管的内导管（ Cook Medical Inc, Bloomington, IN ），也可以是带刻度的 ERCP 套管。手术首先为吻合口的近端和远端做好准备。经稀释的后叶加压素（ 200ml 含 20 单位 ）注射到输卵管系膜。对上述区域进行修剪并制备好吻合口的近、远端。用黑钻显微手术镊完成缝合。用一段长 8cm 的 6-0 薇乔可吸收线缝合输卵管系膜层。缝合针进针点距离输卵管吻合缘应不少于 5mm，目的是使吻合口的近、远端之间保持一定空隙（ 图 12.6 ）。用 6cm 长的 7-0 或 8-0 聚丙烯缝合线联合 BV

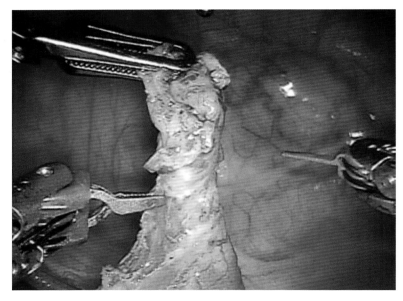

图12.5　达芬奇机器人设备：顶部的Prograsp钳、左下双极微型电刀、右侧剪刀

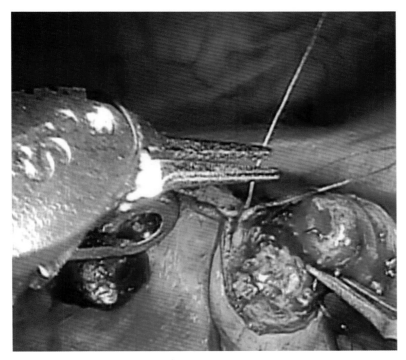

图12.6　缝线穿过近端输卵管侧的输卵管系膜

175-6 或 BV 130- 针缝合第一层。第一针在 6 点钟位置并打结（图 12.7），其他各针分别在 3 点和 9 点钟位置，缝好 12 点钟位置后统一打结。经子宫颈注射靛蓝胭脂红确认输卵管通畅。缝合 12mm 套管的筋膜层，仅缝合 8mm 套管位置的皮肤。患者可当天出院。

围术期和患者生育情况

2000 年报道了 8 例经达芬奇机器人行输卵管吻合术的患者[24]。在此之后的 4 项研究报道，140 多位患者术后妊娠率为 61%~80%[25-28]。与开放手术相比，机器人手术时间更长且花费更高。在我们中心，我们回顾性研究了经小切口开腹术和机器人辅助腹腔镜手术行输卵管吻合术的门诊患者。结果显示，小切口开腹术手术时间和麻醉时间分别是 181 分钟和 205 分钟，而机器人辅助腹腔镜组其手术时间及麻醉时间分别为 229 分钟和 283 分钟。机器人治疗组的患者平均 0.8 周后恢复工作，而开腹手术患者需要 2.8 周。但是，目前关于是否机器人手术后快速恢复工作能否

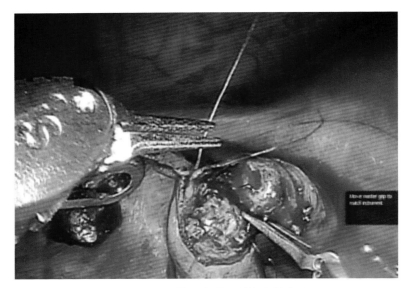

图12.7　6:00缝线穿过近侧输卵管官腔

弥补机器人手术的过高费用（需要产生平均 1446 美元的额外费用）仍不清楚，需要进一步的研究。

　　在 Dharia-Patel 进行的回顾性研究中，门诊患者可行机器人手术，相比之下，开腹手术在腹部有一个 6~8cm 长的切口。因此，上述手术的住院时间自然会更长 [27]。机器人组的术后恢复时间为 11 天，开腹手术则需 28 天。由此看来，机器人手术似乎并没有比门诊患者的小切口显微外科手术更优越，但明显要优于常规开腹手术。因此，机器人手术适用于那些以前曾行盆腔手术、盆腔粘连、肥胖的患者，而小切口开腹术则不宜为上述患者所采用。

（白文佩　雷洪恩　张婧　译）

参考文献

1. ACOG Committee on Practice Bulletins-Gynecology. ACOG practice bulletin. Benefits and risks of sterilization. Obstet Gynecol. 2003;102:647–58.
2. Putman JM, Holden AE, Olive DL. Pregnancy rates following tubal anastomosis: Pomeroy partial salpingectomy versus electrocautery. J Gynecol Surg. 1990;6:173–8.
3. Dubuisson JB, Chapron C, Nos C, Morice P, Aubriot FX, Garnier P. Sterilization reversal: fertility results. Hum Reprod. 1995;10:1145–51.
4. Yoon TK, Sung HR, Kang HG, Cha SH, Lee CN, Cha KY. Laparoscopic tubal anastomosis: fertility outcome in 202 cases. Fertil Steril. 1999;72:1121–6.
5. Hanafi MM. Factors affecting the pregnancy rate after microsurgical reversal of tubal ligation. Fertil Steril. 2003;80:434–40.

6. Kim JD, Kim KS, Doo JK, Rhyeu CH. A report on 387 cases of microsurgical tubal reversals. Fertil Steril. 1997;68:875–80.

7. Gordts S, Campo R, Puttemans P, Gordts S. Clinical factors determining pregnancy outcome after microsurgical tubal reanastomosis. Fertil Steril. 2009;92:1198–202.

8. Trimbos-Kemper TC. Reversal of sterilization in women over 40 years of age: a multicenter survey in The Netherlands. Fertil Steril. 1990;53:575–7.

9. Glock JL, Kim AH, Hulka JF, Hunt RB, Trad FS, Brumsted JR. Reproductive outcome after tubal reversal in women 40 years of age or older. Fertil Steril. 1996;65:863–5.

10. Cha SH, Lee MH, Kim JH, Lee CN, Yoon TK, Cha KY. Fertility outcome after tubal anastomosis by laparoscopy and laparotomy. J Am Assoc Gynecol Laparosc. 2001;8:348–52.

11. Petrucco OM, Silber SJ, Chamberlain SL, Warnes GM, Davies M. Live birth following day surgery reversal of female sterilisation in women older than 40 years: a realistic option in Australia? Med J Aust. 2007;187:271–3.

12. Centers for Disease Control. Assisted reproductive technology (ART) report: section 2—ART cycles using fresh, nondonor eggs or embryos. Atlanta: Centers for Disease Control; 2008.

13. Yossry M, Aboulghar M, D'Angelo A, Gillett W. In vitro fertilisation versus tubal reanastomosis (sterilisation reversal) for subfertility after tubal sterilisation. Cochrane Database Syst Rev. 2006;3:CD004144.

14. Boeckxstaens A, Devroey P, Collins J, Tournaye H. Getting pregnant after tubal sterilization: surgical reversal or IVF? Hum Reprod. 2007;22:2660–4.

15. Hansen M, Bower C, Milne E, de Klerk N, Kurinczuk JJ. Assisted reproductive technologies and the risk of birth defects—a systematic review. Hum Reprod. 2005;20:328–38.

16. McDonald SD, Murphy K, Beyene J, Ohlsson A. Perinatel outcomes of singleton pregnancies achieved by in vitro fertilization: a systematic review and meta-analysis. J Obstet Gynaecol Can. 2005;27:449–59.

17. Jackson RA, Gibson KA, Wu YW, Croughan MS. Perinatal outcomes in singletons following in vitro fertilization: a meta-analysis. Obstet Gynecol. 2004;103:551–63.

18. Kallen B, Finnstrom O, Lindam A, Nilsson E, Nygren KG, Otterblad PO. Congenital malformations in infants born after in vitro fertilization in Sweden. Birth Defects Res A Clin Mol Teratol. 2010;88:137–43.

19. El-Chaar D, Yang Q, Gao J, et al. Risk of birth defects increased in pregnancies conceived by assisted human reproduction. Fertil Steril. 2009;92:1557–61.

20. Opsahl MS, Klein TA. The role of laparoscopy in the evaluation of candidates for sterilization reversal. Fertil Steril. 1987;48:546–9.

21. Seiler JC. Factors influencing the outcome of microsurgical tubal ligation reversals. Am J Obstet Gynecol. 1983;146:292–8.

22. Taylor PJ, Leader A. Reversal of female sterilization: how reliable is the previous operative report? J Reprod Med. 1982;27:246–8.

23. Falcone T, Goldberg J, Garcia-Ruiz A, Margossian H, Stevens L. Full robotic assistance for laparoscopic tubal anastomosis: a case report. J Laparoendosc Adv Surg Tech A. 1999;9:107–13.

24. Degueldre M, Vandromme J, Huong PT, Cadiere GB. Robotically assisted laparoscopic microsurgical tubal reanastomosis: a feasibility study. Fertil Steril. 2000;74:1020–3.

25. Rodgers AK, Goldberg JM, Hammel JP, Falcone T. Tubal anastomosis by robotic compared with outpatient minilaparotomy. Obstet Gynecol. 2007;109:1375–80.

26. Vlahos NF, Bankowski BJ, King JA, Shiller DA. Laparoscopic tubal reanastomosis using robotics: experience from a teaching institution. J Laparoendosc Adv Surg Tech A. 2007;17:180–5.

27. Dharia Patel SP, Steinkampf MP, Whitten SJ, Malizia BA. Robotic tubal anastomosis: surgical technique and cost effectiveness. Fertil Steril. 2008;90:1175–9.

28. Caillet M, Vandromme J, Rozenberg S, Paesmans M, Germay O, Degueldre M. Robotically assisted laparoscopic microsurgical tubal reanastomosis: a retrospective study. Fertil Steril. 2010;94:1844–7.

第十三章　显微阴茎血运重建、阴茎再植和阴茎再造

Jeffrey Lee Rosenblum · Arthur L. Burnett

　　摘要　显微手术大体上可以定义为光学设备辅助下的手术。当然，不同专科在其各自领域中的显微手术步骤上有着微妙的差异。在泌尿外科学领域，显微手术最初被用于治疗男性不育症（Silber, Urology 6:150-3, 1975），例如输精管吻合术，输精管附睾吻合术和阴囊、腹股沟的显微探查术。正如不育症和勃起功能障碍一样同属于男科学的范畴，显微手术在后者的治疗上也有很广泛的应用。显微手术技术是阴茎血运重建、静脉手术选择性治疗勃起功能障碍的重要组成部分。由此可知，阴茎微血管手术与阴茎再植和再造设备技术密切相关。在这一章，我们将阐述显微手术技术在阴茎血运重建、再植和再造来治疗一系列外生殖器发育障碍中的应用。

　　关键词　阴茎断裂；勃起功能障碍；皮瓣；前臂皮瓣；腹壁下海绵体系统；微动脉旁路；显微手术；阴茎再造；阴茎再植；阴茎血运重建；阴茎静脉手术

阴茎和男性会阴

　　为了充分理解阴茎显微血管手术，我们必须首先了解男性外生殖器的基本结构及它的解剖和功能。

J. L. Rosenblum , M.D. (✉)
The Rosenblum Center for Urologic Care , Medical Arts Building,
80 West Welsh Pool Road, Suite 100 , Exton , PA 19341 , USA
e-mail: urology@comcast.net

A. L. Burnett , M.D.
Department of Urology , The Johns Hopkins Hospital ,
600 North Wolfe St., Marburg 407 , Baltimore , MD 21287 , USA

J.I. Sandlow (ed.), *Microsurgery for Fertility Specialists: A Practical Text*,
DOI 10.1007/978-1-4614-4196-0_13, © Springer Science+Business Media New York 2013

阴茎

阴茎体部包括三个勃起相关结构（图 13.1）：阴茎背部两侧的阴茎海绵体和腹侧的尿道海绵体[1]。每一个海绵体由包绕在一层致密、有弹性的结缔组织鞘（白膜）中的勃起组织构成（图 13.2）。白膜是由内环外纵的弹性纤维组成。因为两侧阴茎之间的中隔不完全可使海绵体相互交通，构成中隔的纤维与白膜的内环层相融合。阴茎海绵体在近端分为两个独立的部分，各自组成阴茎脚，像倒立的"Y"的形状（图 13.1）。每个阴茎脚与同侧的耻骨下支和坐骨相连。每个海绵体中的勃起组织包括小梁（来源于白膜）、动脉、静脉、神经、肌肉和扁平内皮细胞覆盖的静脉窦[2]。在海绵体的勃起组织和白膜内层之间有一层结缔组织。每个阴茎海绵体中心有一支海绵体动脉穿行。

尿道海绵体在阴茎体部一直包绕着尿道[3]，它位于阴茎海绵体的腹侧沟中。与阴茎海绵体类似，尿道海绵体也有一层白膜包绕，其中的勃起组织成分少于阴茎海绵体。尿道海绵体在远端膨隆形成阴茎头，覆盖了尿道海绵体的尖端（图 13.1）。尿道开口于阴茎头尖端的腹侧。阴茎海绵体分叉形成阴茎脚后，尿道海绵体变宽在会阴内形成球海绵体肌（阴茎球部）[4]（图 13.3）。

尿道

尿道分为六个部分[4]（图 13.4）：

1. 舟状窝位于阴茎头内，由复层鳞状上皮覆盖。
2. 尿道阴茎部起自舟状窝，止于球海绵体肌，这一部分由单层鳞状上皮覆盖。
3. 尿道球部位于尿道阴茎部近端，由球海绵体肌包绕，近端一直延伸至球海绵体肌与会阴中心体连接处。这一部分尿道在远端由鳞状上皮覆盖，而当其靠近尿道膜部时逐渐过渡为移行上皮。
4. 尿道膜部被尿道外括约肌复合体环绕，由移行上皮覆盖。
5. 尿道前列腺部位于膜部的近端，由前列腺组织包绕。移行上皮覆盖了尿道前列腺部并延伸至膀胱。
6. 膀胱颈是环绕在膀胱三角区远端的部分，紧邻或有时包括前列腺。

有五种括约肌类型的区域包绕着男性的后尿道部分[4-6]。包括①膀胱颈，②前列腺及其肌层间质，③尿道膜部水平上的外层平滑括约肌，④外层横纹括约肌，⑤位于尿道膜部的肌肉。这些括约肌与多种损伤所致的尿失禁及之后的阴茎尿道重建过程密切相关。

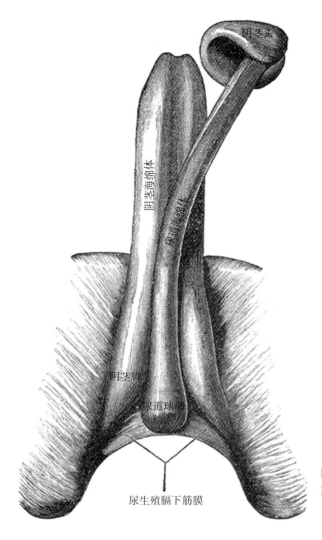

阴茎头

阴茎海绵体

尿道海绵体

阴茎脚

尿道球部

尿生殖膈下筋膜

图13.1 组成阴茎的三个海绵体. 阴茎头是尿道海绵体远端膨大形成的（Gray`s Anatomy, 1918）

筋膜层次

两层主要的筋膜包绕着三条海绵体[4-5]。Buck 筋膜是阴茎的深筋膜，肉膜是阴茎的浅筋膜。Buck 筋膜是直接包绕三根海绵体的弹性层。在尿道海绵体的背侧，背深静脉、背侧动脉、背侧神经位于白膜的上方，Buck 筋膜的内面。Buck 筋膜腹侧包绕着尿道海绵体，在远端 Buck 筋膜与阴茎头相连续于冠状沟，近端包绕着髂耻弓上的阴茎脚。Buck 筋膜也包绕着尿道球部并和其一起延续至会阴膜（尿生殖膈）上[4,7]。

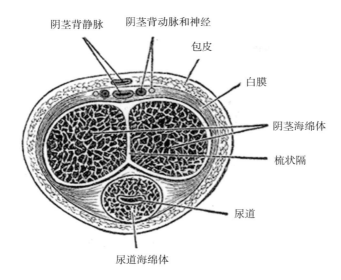

图13.2　阴茎的横截面，每条海绵体都有白膜包绕（Gray's Anatomy, 1918）

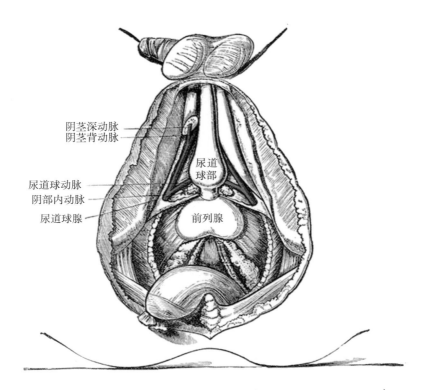

图13.3　男性会阴，图示尿道球部及其周围结构（Gray's Anatomy, 1918）

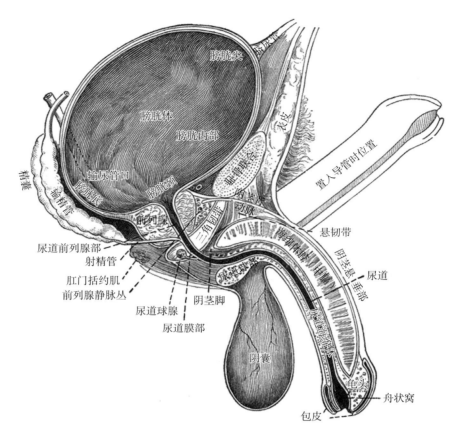

图13.4 男性会阴和阴茎的矢状面。图示为尿道的分段（Gray's Anatomy, 1918）

阴茎肉膜位于阴茎皮肤和 Buck 筋膜之间，包括松散排列的组织和阴茎浅动、静脉和神经。值得一提的是阴茎没有皮下脂肪层。会阴浅筋膜包括两层：浅表的间隙、脂肪层和深部实质性的膜型层[6]，后者又称为 Colles 筋膜。阴囊肉膜是含有平滑肌纤维的皮下层，也是导致阴囊皮肤褶皱外观的原因。阴茎肉膜与会阴浅筋膜和阴囊肉膜相延续。这三层筋膜在阴茎根部融合，构成了阴茎的悬吊系统：环形韧带和悬韧带[4,7]。外环韧带与白线的尾部相延续，围绕着阴茎在其下方构成一个"吊床"。内侧悬韧带是三角形的，连接阴茎肉膜和耻骨前面。

动脉供应

阴茎皮肤的动脉血供来自左右阴部外动脉的下部，是股动脉第一段的分支[4,7]。

这些阴部外动脉的分支穿过股三角的中上段，分为两个主要分支。它们在阴茎体部背外侧和腹外侧的肉膜层中穿过，并发出交通支越过中线。这些小分支形成一个广泛的皮下血管丛。静脉分支与动脉伴行。阴茎皮肤由于血供充分和活动性好使其成为尿道重建时的理想供区 [3-4]。阴囊壁和腹侧阴茎皮肤的血供起源于后阴囊动脉，阴部内动脉的一个浅支。这个系统的分支穿行在肉膜层中。

阴茎深部结构的血供来自阴茎总动脉，是阴部内动脉分出会阴部分支后的延续 [1]。穿过会阴膜后，阴茎总动脉在内测与耻骨下支相毗邻，并最终在尿道球部附近分为终末支。然而血供的变异也是有可能存在的。这些阴茎上的终末支可能起自一条阴部附属动脉，后者穿过坐骨大孔，起源于闭孔动脉或阴部内动脉。阴部附属动脉起自阴茎根部沿逼尿肌的前外侧下行，止于前列腺。

三条阴茎总动脉的终末支如下（图 13.5）：

1. 尿道球动脉　一支或数支短动脉穿过会阴膜和Buck筋膜供应尿道球部。可能的变异是其起自阴茎背动脉或海绵体动脉。尿道动脉起自尿道球动脉或阴茎总动脉，走行于尿道腹外侧的阴茎海绵体中，止于阴茎头，与阴茎背动脉的终末支相吻合。

2. 阴茎背动脉　阴部内动脉或阴部附属动脉的终末支。阴茎背动脉走行于阴茎背侧，背深静脉的内侧，背神经的外侧。其卷曲的构造使得它能够随着阴茎的勃起而延长 [4, 6]。在其走行的路径上，阴茎背动脉发出3~10支海绵体回旋动脉，与静脉伴行于海绵体的外侧面。回旋动脉供应着阴茎海绵体，背动脉的终末支在阴茎头分叉。阴茎海绵体的双重血供在其外科重建手术中有着重要的意义，只要没有疾病、外伤或之前的手术改变或堵塞了这些血管，我们就能根据其远端来自阴茎头逆行的血管走向来为尿道分区 [3]。有

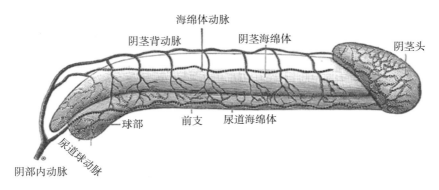

图13.5　阴茎总动脉的三条终末支：尿道球动脉、背动脉和海绵体动脉（Gray's Anatomy, 1918）

时背动脉的分支穿透白膜与海绵体动脉相连，但这些吻合支能根据阴茎勃起的强度发生非常明显的变化[8-9]。

3. 海绵体动脉—通常是两侧各一的单根动脉，起自阴茎总动脉的终末支，从脐部进入阴茎海绵体，流经阴茎体部的全长。海绵体动脉发出很多螺旋动脉，后者参与了人体勃起的过程。螺旋动脉直接灌注入海绵体血窦。在诊断性评估阴茎勃起功能的试验中可以看到多种类型的变异[8-9]，包括海绵体动脉不同的起源和数量。海绵体动脉曾被发现源自阴部附属动脉，另一个更常见的变异是海绵体动脉在进入海绵体之前就发出分支，一个分支可能进入对侧的海绵体。单根的海绵体动脉可能在同侧海绵体内分支，同时供应双侧的海绵体。海绵体动脉发育不良也有报道[8]。

静脉回流

三个静脉系统收集着阴茎的血液（图 13.6，图 13.7）[4-5,7]：

1. 浅静脉　浅静脉走行于肉膜内，阴茎的背外侧，在阴茎的根部汇聚成一根阴茎背浅静脉。阴茎背浅静脉通常流入左侧大隐静脉。少数情况下，有可能流入右侧的大隐静脉或分为两支各自流入两条大隐静脉。有些浅静脉有时流入阴部外浅静

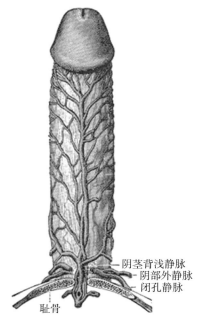

阴茎背浅静脉
阴部外静脉
闭孔静脉
耻骨

图13.6　阴茎的静脉回流（Gray's Anatomy, 1918）

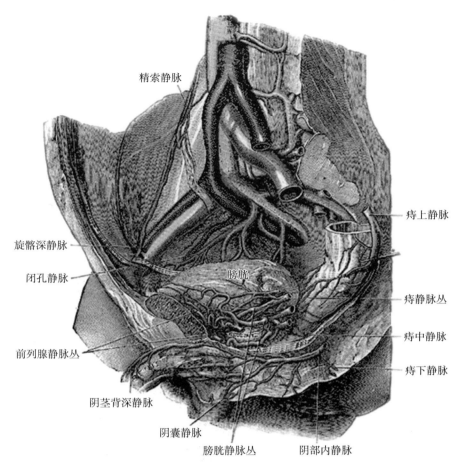

图13.7　阴茎静脉回流（盆腔视野）（Gray's Anatomy, 1918）

脉。更有甚者，阴茎浅静脉和深静脉之间也可能会有交通。

2. 中间静脉　中间静脉系统包括背深静脉和回旋支位于 Buck 筋膜之内或以下，静脉伴行于背侧的动脉。海绵体窦中的血液通过小静脉引流入白膜下的静脉网。这个白膜下静脉网的穿支穿过白膜出现在海绵体背外侧，引流至回旋支或直接汇入背深静脉。从阴茎海绵体发出的回旋支在阴茎的远端 2/3 更发达。穿支静脉引流入回旋支，回旋支经过海绵体的外侧面，从背侧动脉和神经的下方汇入背深静脉。同侧和对侧的回旋支之间相互交通，组成 3 到 12 支总静脉，通常与背神经和动脉的分支伴行。回旋静脉在腹侧也相互沟通组成双侧的尿道周围静脉。我们必须仔细辨识这些静脉，因为它们在手术治疗静脉闭合障碍引起的勃起功能障碍中可能有重要意义。5~8 支阴茎头发出的小静脉组成了一个静脉丛。这个静脉丛引流入位于两侧海绵体间中央沟的背深静脉之中。如前所述，浅静脉和深静脉之间存在交通支。背深静脉可能包括一些沿阴茎体部分布的支流。背深静脉从穿支和回旋支接受血液，在悬韧带水平穿过耻骨下方，离开阴茎体部汇入前列腺周围静脉丛，也被称为 Santorini 静脉丛。

3. 深静脉　深静脉系统包括海绵体和脚静脉。在海绵体近端 1/3，穿支静脉汇合形成多条薄壁的主干，位于紧邻坐骨结节每个阴茎脚的中央背侧面，在两侧分别汇合，形成 1~2 支海绵体静脉，位于海绵体动脉和神经的内侧。海绵体静脉引流入 Santorini 静脉丛或在球海绵体肌和阴茎脚之间从外侧汇入阴部内静脉。阴茎球部的小静脉也汇入海绵体静脉。来自阴茎脚背外侧面的小脚静脉引流入阴部内静脉。阴部内静脉与阴部内动脉、阴部神经伴行，进入阴部管（Alcock canal）。阴部内静脉汇入髂内静脉 [1, 4, 7]。

淋巴管（图13.8）

包皮和阴茎体部皮肤的淋巴管在背侧汇聚，在阴茎根部分叉分别引流入左右腹

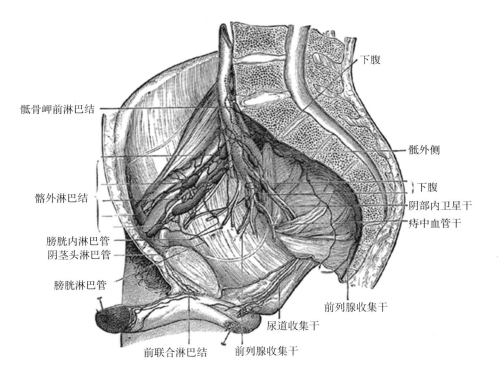

图13.8　阴茎淋巴回流（Gray's Anatomy, 1918）

股沟浅表淋巴结 [4, 7]。阴茎头的小淋巴管集合于系带，环绕冠状沟至背侧。这些淋巴管在 Buck 筋膜下横贯整个阴茎，引流入股三角内的腹股沟深淋巴结。这些淋巴管中的一部分引流入前联合淋巴结，并通过这条路径引流入腹股沟浅表淋巴结和髂外淋巴结 [10]。

神经支配（图 13.9）

阴茎的传入和传出神经支配来源于阴部和海绵体神经 [4, 7, 11]。阴部神经支配躯体运动和感觉；海绵体神经是自主神经，控制勃起功能 [12]。自主神经包括交感、副交感传出纤维和内脏传入纤维。如前所述，阴部神经和阴部内血管一道，通过

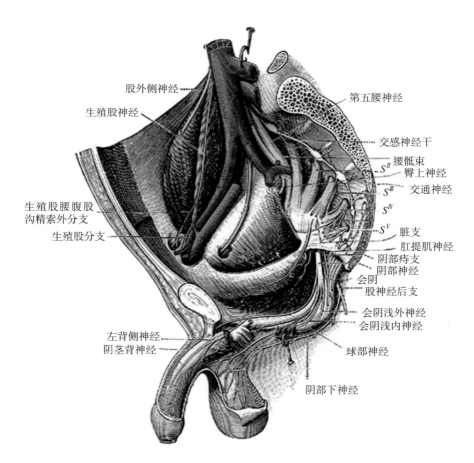

图13.9　阴茎神经支配（Gray's Anatomy, 1918）

坐骨直肠窝后缘的坐骨小切迹进入会阴，从 Alcock 管的纤维筋膜鞘进入尿生殖膈下筋膜 [4, 7]。

阴茎背神经是阴部神经在 Alcock 管内的第一个分支 [4, 7]，向腹侧进入走行于闭孔内肌和肛提肌之间的阴部内神经主干。阴茎背神经走行于阴茎体部的背侧，阴茎背动脉的外侧，Buck 筋膜的内表面。背神经发出许多分支供应白膜上的本体感觉和感觉神经末梢，同时也供应者皮肤和阴茎头的感觉神经末梢。

阴茎的自主神经支配来源于下腹下丛（盆腔神经丛），包括来源于骶部副交感中枢的副交感神经节前传出纤维（S2~S4），来源于胸腰段交感中枢的交感神经节前和节后传出纤维（T11–L2），以及来自这两个中枢的内脏神经传入纤维。海绵体神经来自于盆腔神经丛，走行于两侧精囊尖部的外侧，前列腺的后外侧，紧贴横纹括约肌的外侧穿过尿道膜部，穿透尿生殖膈后支配尿道球腺（Cowper's gland），进入阴茎海绵体。海绵体神经在海绵体中位于海绵体动脉的后内方 [1, 3–5, 7]。

显微血管勃起功能障碍手术

外科手术重建海绵体血运已经选择性地被用于治疗小部分血管性勃起障碍的患者 [13–19]。相反的，静脉瘘手术被用于海绵体静脉堵塞性功能障碍。然而静脉手术的应用逐渐减少，原因讨论如下。在这两种手术方案中，合适的患者选择和诊断检测是必要的。即使严格遵循这些标准，手术的成功率还是不恒定 [19]。美国泌尿外科学会勃起功能障碍临床指南制定小组建议，对于获得性器质性勃起功能障碍的患者，阴茎假体植入是唯一的标准疗法 [16]。阴茎血管手术仍被视为实验性的。但是，小组的成员列举了以下的选择性方案：如果没有大血管病变的迹象，动脉重建手术仅对继发于叶间动脉阻塞的，近期发生的获得性勃起功障碍患者可作为一种选择性治疗手段 [16]。

显微血管动脉旁路手术

阴茎显微血管再血管化的主要目的绕过髂腹下 - 海绵体系统中的阻塞性病变，从而增加海绵体动脉的灌注压 [13–15, 17–18]。如下所述，这项手术最好用于因为骨盆 / 会阴部钝性外伤导致海绵体的血供受损的年轻患者。

第一例阴茎再血管化手术在 20 世纪 70 年代由 Michal 等 [20] 完成。他们首创了应用腹壁下动脉作为供应血管直接与海绵体吻合，可使血管流速大于 100ml/min、阴茎勃起。不幸的是，几乎每一例患者都有吻合口狭窄，成功率很低 [14]。随后他们将腹壁下动脉与阴茎背动脉做端侧吻合。这样，取得了 56% 的成功率 [14, 20]。Virag 等 [21] 在 80 年代早期改良了这一手法，将阴茎背静脉的一个单独节段动脉化，腹壁下动脉与阴经背深静脉吻合，逆向增加阴茎的灌注压。据其报道成功率为49%，改善率为 20%[14, 21]。Furlow 和 Fisher [22] 也报道了背深静脉动脉化，并结扎其回旋支来避免阴茎头充血，成功率为 62%[22]。Sharaby 等 [19] 在背动脉和背深静脉之间做一个侧侧吻合的瘘管，他们随后用药匙形状的腹壁下动脉作为来源供应血管静脉复合体，成功率达 80% [14]。一系列的改良术式被用于临床（表 13.1）。缺乏合适的患者纳入条件和标准的程序、技术很可能增加了疗效的不确定性，因此这些手术的推广度较低。现在的显微血管旁路手术技术包括腹壁下动脉与阴茎背深静脉或阴茎背动脉的吻合 [13–15]。虽然动静脉吻合在技术上比动脉 - 动脉吻合要简单一些，前者的失败可能性更大。背静脉内有瓣膜会延迟阴茎的再灌注，这些瓣膜也会导致吻合口血栓。瓣膜刀或球囊导管可以用来去除这些瓣膜，但也可能会引起内膜损伤，从而激活血栓系统的内源性通路，导致血栓和手术失败。动脉 - 动脉显微血管旁路手术避免了之前发现的背深静脉动脉化引起的阴茎充血 [13–15, 17-18]。

静脉瘘手术

手术矫正静脉阻塞型勃起功能障碍包括阴茎静脉结扎、阴茎脚结扎和海绵体松解术，用于一小部分患者 [18, 23-24]。

显微血管阴茎静脉手术已被用于治疗静脉瘘 [18, 23-24]。当海绵体勃起扩张时，白膜下小静脉受压迫造成静脉回流阻力。这是海绵体静脉阻塞的机制。静脉瘘型阳痿就是在海绵体异常的静脉回流后不能继续保持勃起。阴茎外伤、Peyronie 病，尿道

表13.1 显微阴茎再血管化的改良术式

Michal I	腹壁下动脉和海绵体吻合
Michal II	腹壁下动脉和背动脉吻合
Crespo	股动脉和海绵体中央动脉或背动脉吻合，需自体静脉移植
Virag	腹壁下动脉和背深静脉吻合
Virag II	腹壁下动脉和背深静脉吻合（近端静脉结扎）
Virag III	腹壁下动脉和背深静脉吻合，通过大隐静脉旁路（近端静脉结扎）
Virag IV	Virag I 式+背深静脉和海绵体之间的旁路吻合
Virag V	Virag II 式+背深静脉和海绵体之间的旁路吻合
Virag VI	Virag III 式+背深静脉和海绵体之间的旁路吻合
Hauri	腹壁下动脉与背深静脉和一条背动脉吻合
Furlow-Fisher	改良于 Virag II 式，结扎近端和远端的背深静脉末梢

摘自 Sharaby JS, Benet AE, Melman A. Penile revascularization. Urol Clin North Am. 1995; 22(4):821-32.

狭窄段切除，先天性的海绵体静脉畸形和阴茎持续勃起症手术都可以海绵体静脉阻塞机制中的叶间静脉缺陷。

美国泌尿外科学会勃起障碍临床指南小组[16]不推荐阴茎静脉重建手术来限制阴茎静脉回流。该小组引述了在辨别功能性平滑肌功能障碍和器质性白膜解剖畸形时的困难，他们也描述了在判断总体动脉功能减退的情况下，继发于静脉阻塞病因的勃起功能障碍的比例及这部分患者的诊断治疗中遇到的困难。

目前，因为其主要病理变化是平滑肌功能障碍，结扎供应静脉不能治愈静脉阻塞型勃起功能障碍，静脉瘘手术已基本被抛弃了[25]。

在经恰当选择的，同时存在动脉低灌注和静脉阻塞功能不良的勃起功能障碍患者中，再血管化在静脉结扎术可一起进行。但是，尽管有着良好的吻合和足够的静脉阻塞，继发于终末器官疾病和不良的远端动脉血供可能会导致显著的失败概率[18,25-26]。

其他治疗选择

需按照一个以患者为中心的方式评价勃起障碍患者，这种评价是由目标指导的，由 Lue 在 2007 年第一次描述[27]。需和患者讨论作为替代治疗的手术和非手术治疗方式，轻到中度的血管性疾病患者有可能从口服的 PDE-5 抑制剂或海绵体内血管活性药物注射疗法中获益。同样，真空装置和阴茎假体可以作为动脉或静脉闭塞障碍病因的患者的替代治疗。

显微阴茎再血管化的患者选择

病史

阴茎再血管化的理想患者是小于 55 岁，因小叶动脉损伤，通往阴茎海绵体的血流受到限制的较年轻的患者[13-18]。综合的病史和体格检查需要完成。患者应该心理健康，能够像之前所述的那样理解、选择替代治疗。通常应该先尝试第一线、侵入性较低的疗法。会阴部的钝性损伤或盆腔骨折很可能导致动脉损伤。在骑自行车时，使用前端很窄的突出坐垫会导致坐骨耻骨支、会阴和 Alcock 管中的内容物受压[13,28-30]。由此造成的会阴压力，高于收缩压，阻碍阴茎血流灌注，有可能导致血管内皮损伤，引起动脉血管源性的勃起功能障碍。较宽的，没有前端突起的自行车坐垫使压力传导到坐骨结节上，避免了对会阴的压迫，保证了阴茎血流的供应[30]。患者需没有血管硬化、糖尿病、高血压和冠心病等血管性风险因素，因为这些因素往往预示着其他全身性疾病和再血管化预后较差。患者在手术前至少需要禁烟 6 个月。理想的患者病史应该有正常的性欲、性生活时的勃起硬度下降、晨勃时勃起硬度升高和持续时间较长、增加刺激强度但是自发性勃起较少等特点。

体格检查

患者的体格检查包括合适的阴茎大小，延展后正常的阴茎伸缩性[17-18]，没有阴茎硬结症斑块或海绵体损伤。必须有神经系统检查排除感觉神经病变[13-15, 17-18]。

实验室检查

进行常规的内分泌评价来确保患者的性激素水平（包括血清睾酮）在正常范围内[13-15, 17-18]。

专科检查

进行夜间的阴茎肿大试验以排除心源性的病因[13-15, 17-18]。阴茎肿大程度、硬度和勃起次数将被记录下来。海绵体内注射血管扩张剂后行多普勒超声检查，显示阴茎功能和解剖学方面的信息[8-9, 31]。或许有必要再定量血管扩张剂。如果海绵体动脉的收缩期峰流速小于 25cm/s，很可能有某种血管方面的病因存在，通常有异常的阴部血管造影[8-9, 13-15, 17-18, 27, 31]。收缩期峰流速在 25~30cm/s 是动脉功能不全的边界值，但是具体数值与年龄相关[8-9, 13-15, 17-18, 27, 31]。舒张末期流速小于 5cm/s 表明海绵体闭合功能正常[8-9, 13-15, 17-18, 27, 31]。从解剖学上看，背动脉和海绵体动脉之间的交通支的数量在阻塞损伤的远端明显增加，这样可以使新鲜血液补充背动脉，从而导致海绵体内压力增加。背动脉的直径和通过中隔的血液流向也应该被评估。由此，最好的受者动脉便能被选定。其后，行动态灌注阴茎海绵体测量 / 阴茎海绵体造影术（dynamic infusion cavernosometry/cavernosography，DICC）来测定海绵体动脉和分支动脉的动脉压力梯度[8-9, 13-15, 17-18, 27]。大于 30mmHg 的阴茎闭塞压和平均分支压差表明存在功能性动脉疾病。DICC 也可以用来排除静脉闭塞功能障碍。保持小于 5ml/min 的血流和 30s 内小于的 45mmHg 的压力衰减可以排除静脉瘘[8-9, 13-15, 17-18, 27, 31]。

必须行一次常规的髂血管造影和一次选择性阴部内血管造影来明确阻塞性动脉损伤的部位和最合适的供应血管（通常是腹壁下动脉）[8-9, 13-15, 17-18]。腹壁下动脉应该有足够长与背动脉来作无张力吻合。腹壁下动脉和闭孔动脉之间应该不存在主干来防止窃血现象降低腹壁下动脉的灌注压。单侧或双侧的腹壁下 - 海绵体动脉血管床中的末梢闭塞损伤通常位于阴茎总动脉或海绵体动脉内，直径小于 2mm[13]。2~4mm 之间的阴部内动脉闭塞可以用血管内支架治疗。然而，阴部内动脉的阻塞与系统性血管硬化疾病有着显著的联系，预示着较差的预后[25]。

阴茎微血管的再血管化的外科手术技巧

技术上，手术包括三个阶段[13-15, 17-18]：①背动脉或受体血管的分离，②腹壁下动脉或供体血管的解剖，③显微手术吻合。

术前预防性应用抗生素，通常为三代头孢菌素，如有青霉素过敏则使用万古霉素。患者取仰卧位，双上肢固定在躯干旁的软垫上，来减少压迫导致的神经相关损伤。下肢及所有受力的区域以同法保护。下肢气压装置应放置在下肢的周围。使用吸入性全身麻醉和肌肉松弛药有助于将供体血管腹壁下动脉从腹直肌上分离出来；备皮、清洗和消毒外生殖器和腹部；以通常的无菌方式留置一根 F16 号导尿管。

受体血管（背动脉）的分离

在解剖腹壁下动脉的切口对侧做一个弧形阴囊腹股沟切口（图 13.10）。这一切口能最佳暴露背侧神经血管束近端和远端，通过保留阴茎悬韧带可以防止阴茎缩短。加之这样可以避免在阴茎体部及根部留下手术瘢痕，达到更美观的效果。切口位于阴茎根部旁开大约两横指，从脊神经前根的对点到阴囊的正中缝。一个 Scott 弹力钩环形牵开器能将视野最大化暴露。沿切口钝性分离至肉膜层。在体部中间辨认出同侧的白膜，使阴茎充分延展，用手指沿白膜向远端向下钝性分离至阴茎体部外侧的精索。避免损伤阴茎悬韧带。阴茎包括阴茎头从切口完全倒转。用手指在阴茎体部的远端钝性分离，在 Buck 筋膜和 Colles 筋膜之间形成一个平面。在这一区域放置一个烟卷引流。暴露神经血管束。如在"阴茎和男性会阴"章节中所述，阴茎背血管在背深静脉的外侧和同侧背神经的内侧。此过程中分离背动脉仅限于这一点，以减小对这些血管的缺血性、机械性和温度损伤。可以表面滴注盐酸罂粟碱来减少血管痉挛导致的血管收缩和继发性内皮和平滑肌细胞损伤。在过去，双侧的背动脉都被分离出来，并和腹壁下动脉的分叉处吻合。然而同单侧吻合相比，行双侧吻合的患者在勃起功能方面并没有显著提高。因此，目前的共识是仅做单侧的吻合以减少手术时间，并保留对侧的背动脉，以备患者第二次行阴茎再血管化手术可以

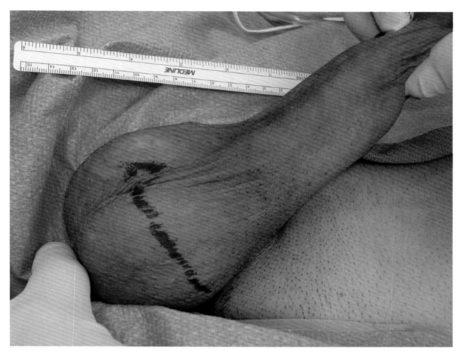

图13.10　腹股沟阴囊区画线标记手术区域，可以更好暴露手术区域背神经血管，减少手术瘢痕。（照片由加利福尼亚州圣地亚哥Alvarado医院Irwin Goldstein教授提供）

应用。辨认出预先选定的左侧或右侧阴茎背动脉，沿其走行在漏斗韧带下向近端钝性分离。漏斗韧带在分离过程中应完整保留，以使术后阴茎勃起时保持弹性。 在近端漏斗韧带和耻骨之间钝性分离，直至选定的腹壁下动脉一侧的腹股沟管外环。这样可以在保留漏斗韧带的情况下，分离出一条通道使得腹壁下动脉能供应阴茎背动脉。阴茎随即被恢复至其正常解剖学位置，暂时用皮钉关闭腹股沟阴囊切口。

供应血管（腹壁下动脉）的解剖

沿 Langer 线的横行半月切口提供了极佳的腹壁下动脉暴露，愈合后较旁正中切口更为美观。横切口起自脐与耻骨连线的上 1/4 处，向预先选定的腹壁下动脉方向延伸大约 5cm（图 13.11）。切口向下延长至纵行切开的腹直肌鞘。认清腹直肌和腹膜外脂肪的分界，进入腹膜外平面。应用拉钩或框架拉钩将腹直肌向内侧牵拉。在腹膜外平面，腹直肌的下方辨认出腹壁下动脉及其两条伴行静脉，必须获取足够

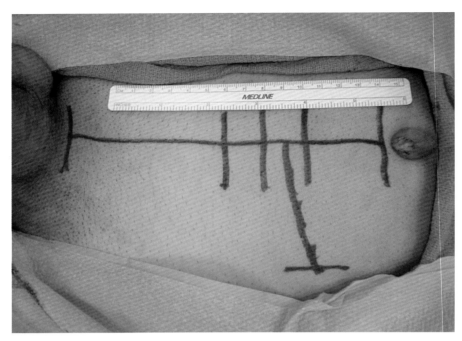

图13.11　标记横向半月形切口于从耻骨到脐部3/4距离。横向延长5cm至腹壁下动脉（照片由加利福尼亚州圣地亚哥Alvarado医院Irwin Goldstein教授提供）

长的腹壁下动脉来完成无张力吻合。与背动脉分离过程类似，表面滴注罂粟碱可以防止损伤性血管痉挛和内皮损伤。谨慎使用低电流双极电凝，防止热损伤和缺血。整块分离腹壁下动脉及其周围的静脉和脂肪，腹壁下动脉在脐水平从髂外动脉的起点上切下。这是吻合前的图片（图 13.12 ）。

　　拆除临时性的阴囊腹股沟切口上的皮钉，再次翻转阴茎。现在通路已经建立好了。在同侧的腹股沟管内用手指钝性分离。用一把细长的血管钳从漏斗韧带小孔、外环和内环穿过，在腹壁下动脉起点的外侧。在这条通路上放置一个烟卷引流以作标记。

　　供体腹壁下动脉血管束在两个止血夹之间脐水平截断（图 13.13 ）。检查整个区域有无出血点，根据前述的原则妥善止血。需观察供体血管搏动。去除供体血管吻合前的腹膜的附着点以避免张力、扭转和血管损害。细长血管钳再次沿烟圈引流所标示出的途径穿过腹股沟管，夹住腹壁下动脉血管束的断段送至阴茎根部。血管必须在不打结的同时有足够长度。供体血管搏动应较清晰。充分止血后，分两层关闭腹部切口。利用聚乙醇缝线连续缝合，于筋膜上下留置 ON-Q 引流管（I-Flow Corporation，Lake Forest，CA ）。术后 48~72 小时予以 2 ml/h 的 0.5% 丁哌卡因持

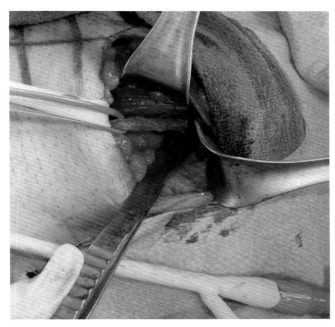

图13.12　从腹直肌处分离腹壁下动脉及周围血管组织，此时不横断。（照片由加利福尼亚州圣地亚哥Alvarado医院Irwin Goldstein教授提供）

续静脉泵入。使用 4-0 线逐层缝合或者应用皮钉关闭皮肤切口。

显微外科吻合术

　　需要充分重视腹股沟阴囊切口。术中使用环形牵引和弹性钩牵拉皮肤并勾住环形韧带以暴露近端的背侧神经血管束。相邻放置腹壁下动脉与阴茎背动脉，在术前动脉造影和多普勒超声的基础上进行吻合。端端吻合相对于端侧吻合灌注压更佳并减少湍流的发生。术前及术中准备中动脉管腔内应用罂粟碱、肝素、电解质的稀溶液等抑制内膜增生性病变。从白膜中解剖出预选的阴茎背动脉段且不损伤海绵体动脉的交通支。为缩短时间，此部分手术的止血可以使用镀金（低压）动脉血管夹或最小张力血管环。在血管吻合处进行血管外膜剥除，以避免术后形成血栓。进入吻合口的外膜部分可能激活外源性凝血系统的凝血因子，从而导致血栓形成。保存剩余的外膜非常重要，其可以提供完整的营养血管和血管神经支配。

　　血管背侧放置一个塑料彩色背景可以更好地进行可视化手术显微镜吻合。采用适当长度的 10-0 尼龙缝线（单乔，100mm，149° 弯针）在 10 倍的显微镜放大倍率

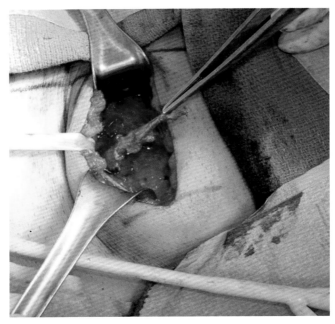

图13.13　腹壁下动脉远端分离并横断，沿腹股沟管走行以备阴茎背血管使用（照片由加利福尼亚州圣地亚哥Alvarado医院Irwin Goldstein教授提供）

下端端吻合腹壁下动脉和阴茎背动脉。缝线沿腹壁下动脉端从外至内进针，再由背动脉由内至外出针。所有的缝合点均离切缘1mm。缝合线被放置在等距等圆周装置内以进行更加均匀的吻合。通常情况下需要进行至少15针缝合以达到无渗漏的效果。从阴茎背动脉暂时去除咬合血管夹或血管环形带。此时可见吻合术中的动脉搏动，意味着血管未阻塞。然后，取走腹壁下动脉上的血管夹，动脉搏动强度增加（图13.14）。可以偶尔用少量的止血材料来辅助治疗血管壁缝合针孔渗漏导致的出血。

　　吻合术中可修改方案。最常见的就是阴茎背动脉与腹壁下动脉侧端吻合术。如上所述，在即将开始吻合术处从血管上移除血管外膜，于即将吻合处用10-0线沿阴茎背动脉纵轴形成1mm宽吻合区。吻合过程中保留一定的张力以便更好吻合动脉壁。动脉壁突出部分被修剪出椭圆形边缘以形成1.2~1.5mm动脉壁。临时性置入硅橡胶支架以提高动脉血管腔及后壁的可视度。首先在每个吻合区顶点使用10-0尼龙缝线定位，再在两侧各3~5个点间断缝合并保持等距平坦。一侧吻合完成，然后再开始吻合另一侧，最后移除血管支架。

　　3-0聚乙醇酸缝合关闭腹股沟阴囊切口肉膜层。与腹部皮肤缝合相似，使用4-0

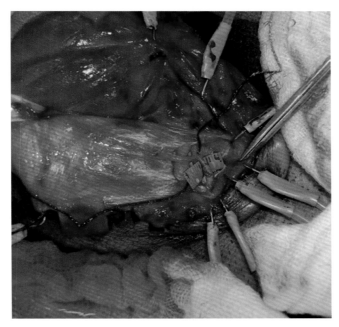

图13.14　腹壁下动脉与阴茎背动脉的显微外科吻合术已经完成（照片由美国加利福尼亚州圣地亚哥Alvarado医院Irwin Goldstein教授提供）

线缝合或者皮钉对合腹股沟阴囊皮肤切口。多普勒超声可以进一步确认吻合的严密性，并可临时使用橡皮管引流。放置敷料加压包扎阴囊处切口，留置导尿管一夜。

术后最初避免患者剧烈运动，然后逐渐增加活动水平。术后6周内避免或控制阴茎勃起以保护切口。

供体血管微创处理

微创技术已经被广泛运用于微血管阴茎血运重建。已有报道应用腹腔镜和达芬奇机器人解剖获取腹壁下动脉[32-34]。在高分辨率下操作更加方便。一旦目标动脉确认，即可以通过一个小切口游离并截取相应动脉。应用达芬奇机器人手术系统非常有利于吻合微血管。虽然已经取得成功的患者例数尚不多，但其为开放的腹部切口提供了另一种优势方案，且其可以缩短恢复时间，减少患者痛苦及组织损伤。应用微创技术进行阴茎血管重建需要进一步增加患者例数，并进行长期的随访研究，以全面评估微创技术。

结果

受缺乏选择合适人选、诊断性试验和手术技术的标准化等的影响，阴茎血管血运重建的成功率报道不一[13-15, 17-19]。长期随访受限以及缺乏手术效果评估数据使得手术预后及手术步骤标准化变得较为困难。

美国泌尿协会临床指南委员会为动脉硬化闭塞症患者制定了勃起功能障碍的诊治标准[16]（表 13.2）。该小组审议了从 1966 年至 2003 年的阴茎血管手术的相关英文报道，分析了对动脉硬化闭塞症患者的阴茎动脉手术的报道，31 篇文献记录了数百名患者接受阴茎动脉手术。然而，只有 4 篇文章符合小组的检验标准。这 4 篇文章共包含 50 例病例（表 13.3），这 50 名患者中，有 42 例行阴茎背动脉 - 腹壁下动脉吻合，8 例腹壁下动脉 - 阴茎背静脉吻合。该小组认为，50 例病例报告样本量不足以评估阴茎动脉血管重建术是否有效。

手术成功率报道由 36% 至 91% 不等[16]。

2009 年 Munarriz 等[15] 报道了一项长期阴茎微血管重建手术随访研究，其为波士顿大学医学院泌尿外科性医学中心进行的单中心、回顾性、经过相关审查委员会批准的研究，该中心是一个卓越的中心，是唯一超过二十年连续施行此类手术的中心。在这项研究中，1996 年— 2007 年间 71 名男性（平均年龄 30.5±9.2 岁）（平均随访 34.5± 18 个月）进行了微血管动脉搭桥手术。术前模拟评估患者使用及未使用磷酸二酯酶 5 抑制剂的阴茎硬度分别为 41% 和 77%，术后分别为 71% 及 90.8%。国际术前勃起功能评分，勃起功能方面，问题 3 和 4 的分数术前分别为 35.5±14.8，

表13.2 阴茎动脉手术：选择标准

患者年龄	55岁或以下
排除标准	糖尿病和吸烟
随访	最少12个月
入选标准	血清睾酮水平正常 药物性勃起实验失败，夜间阴茎勃起异常或异常血流（多普勒超声或动态海绵体灌注） 阴茎动脉造影异常 进行过动脉-动脉或动脉-背静脉吻合手术 随访数据包括：多普勒超声检查、阴茎动脉造影或问卷报告

Montague DK, Jarow J, Broderick GA, Dmochowski RR, Heaton JPW, Lue TF, et al. The management of erectile dysfunction: an update. American Urological Association Education and Research; 2005. http://www.auanet.org/content /guidelines-and-quality-care/clinical-guidelines.cfm?sub=ed

表13.3　阴茎动脉重建手术：1996年后发表文献总结分析

文献	手术类型	患者数量	随访时间（月）：范围（均值）	成功率，%（N）	成功标准
Ang and Lim（1997）	背静脉	6	8~37（20）	66（4）	NPT, Doppler
De Palma et al.（1995）	背动脉	11	12~48	60（7）	Doppler
Grasseo et al.（1992）	背动脉	22	1年	68（15）36（8）	NPT Doppler
Jarow and DeFranzo（1996）	混合	11	12~84（50）	91（10）	Doppler, DUS

DUS (duplex ultrasonography)：双功能超声
NPT (nocturnal penile tumescence)：夜间阴茎勃起功能测定
Montague DK, Jarow J, Broderick GA, Dmochowski RR, Heaton JPW, Lue TF, et al. The management of erectile dysfunction: an update. American Urological Association Education and Research; 2005.
http://www.auanet.org/content/guidelines-and-quality-care/clinical-guidelines.cfm?sub=ed

13.7 ± 6.7，2.2 ± 1.4 和 2.1 ± 1.3，术后分别为 56.2 ± 16.6，23.8 ± 6.6，4.1 ± 1.4 和 3.9 ± 1.5。流行病学抑郁量表分数术前、术后分别为 42.0 ± 10.0、33.7 ± 6.1。勃起功能障碍治疗满意度较高。87.7%的患者会推荐或再次接受手术，88.7%的患者表示勃起功能显著改善。所有的差异有显著的统计学意义。

并发症

微血管阴茎血运重建的并发症可分为即刻、近期（＜6个月）、远期延迟（＞6个月）[13-15, 17-18, 32]。

术中发生出血可能是供体或受体血管分支手术过程中漏扎，所以必须严格遵守良好的血管外科操作步骤。术前应准确评估术中可能用到的血管夹等器材。显微外科手术技巧也是阴茎显微血运重建的必备技能。

阴茎水肿是一种常见术后即刻并发症。术后使用阴茎环状的弹力纤维环24小时可减少水肿，残留水肿通常会在随后的几个星期内逐渐消退。

生殖器瘀斑及血肿的情况并不少见，通常能自行消退。有时候术中可能放置引流管以避免严重的切口血肿，术后2天之内拔除引流管。

Munarriz 等[15] 报道的阴茎微血管分流手术研究，近期并发症包括：感染（2/71）、发烧（1/71）、恶心/呕吐（2/71）、尿路问题（5/71）和阴茎疼痛（6/71）。

由于夜间勃起，阴茎疼痛发生率较高，通常术后 6 周之内消失。

微血管吻合术后最初几周可能出现机械破坏，并伴有血肿 [35]。这可能与提前的性交、手淫、意外钝挫伤等有关。所以，建议术后至少 6 周后才能恢复性生活。

阴茎微血管重建手术的远期并发症包括阴茎短缩和阴茎麻木（感觉迟钝）。阴茎短缩可能与瘢痕压迫、环形韧带及悬韧带纤维化等的发生有关。如"外科微血管阴茎血运重建手术技术"一节中所述，理论上保护阴茎拌状韧带可以减少阴茎缩短。Munarriz 等 [15] 的研究显示 20/71 例（28%）出现了不同程度的阴茎短缩，平均阴茎缩短长度为 0.91 英寸左右，但却有约 90% 的患者仍会推荐或进行再次手术，相比之下阴茎变短与性生活满意度相比并不那么重要。不认为血管因素，如吻合口的张力，是阴茎短缩的一个重要因素。Munarriz 等充分利用腹壁下动脉和阴茎背动脉，以减少阴茎缩短、出血、早期闭塞等现象。多余的腹壁下动脉也被充分利用使用，以尽量减少潜在的阴茎缩短可能。术前和术后记录阴茎长度以评估这一常见的并发症发生率等。偶尔，术后瘢痕会导致阴茎缩短，往往需要松解手术瘢痕或"Z"型切口缝合或覆盖阴囊皮瓣。

术中可能出现阴茎神经感觉减退 [13-15, 17-18, 35]。术中如果没有较大的阴茎感觉神经被切断，通常术后 18 个月内恢复阴茎的感觉。Munarriz 报道中 25%（17/71）出现阴茎感觉缺失。然而，他们的性高潮功能得到了改善。可能与总体性功能改善有关系，同时需要排除神经病变。尽管使用 10× 放大倍率进行手术和细致的技术，切断了较细小的神经被推测为阴茎感觉迟钝的潜在原因。目前正进行一项前瞻性研究，研究术前和术后生物振动感觉以更好地解释这种并发症 [15]。

阴茎头充血表现为背深静脉动脉化，通常是未结扎背深静脉往阴茎头部分支所致 [13-15, 17-18]，可再次手术探查并结扎该静脉。由于目前这种动静脉吻合术很少施行，所以这种并发病已不再出现。

术后可能出现切口疝 [15]，由熟悉微血管分流手术及手术解剖的术者行疝修补术。如果术中不容易识别腹壁下动脉，可应用多普勒超声术中保护血管 [15]。

结论

显微血管动脉旁路手术进行阴茎血运重建最适用于下腹部海绵体系统局部病灶。手术成功依赖于选择合适的血管和细致的手术技巧。此类手术是唯一的治疗方式，能够恢复勃起功能而无需使用假体、外部机械装置或慢性血管活性药物。虽然文献报道手术成功率各异，但是对单纯动脉不足且无静脉闭塞性功能障碍的患者来说，阴茎血管血运重建可显著改善勃起功能及提高性生活满意度，降低相关并发症发生率。未来需要进一步进行前瞻性的研究，预防和评估术后阴茎缩短和感觉减退。

显微血管阴茎再植

显微血管外科技术是阴茎再植手术的中流砥柱。从历史上看，阴茎断裂主要是由于自行切除阴茎、暴力殴打以及工业或战争创伤[37]。在极少数情况下，包皮环切不当导致阴茎损伤或过度烧灼造成阴茎断裂、损伤[38]。收集相关阴茎断裂的罕见病例报告有关阴茎再植的数据。自行切除阴茎患者主要是是精神病或严重的人格障碍患者[4,61-62]，包括处于发病期的精神分裂症患者。这些患者出现幻觉，进而自行切断阴茎。后续的精神病康复治疗有助于防止他们再次伤害自己。精神科治疗对有严重的人格障碍患者疗效甚微。

阴茎再植应尽快进行以保护患者组织活性、勃起功能、排尿功能等[37,61]。离断的阴茎可以忍受较长时间的缺血，有效地保证了再植手术的开展[37,39,61]。有报道称在低温缺血状况下离断 24 小时后阴茎再植手术成功[42]。有时，对精神病或无自控能力的患者，以法令形式进行阴茎再植手术可能是必要的[4]。

最初的阴茎再植主要是吻合海绵体和尿道，而没有进行阴茎背侧神经血管的显微修复[64]。尽管这样，大多数情况下再植手术还是成功了，显然是由于近端海绵体窦的血液通过新生侧支血管供应了吻合口远端的阴茎组织[37]。并发症包括阴茎皮肤和阴茎缺血、坏死、勃起功能障碍和尿道狭窄[37-40,42-43,61-63]。

1976 年，在美国和日本，两个独立的医疗机构分别成功利用显微外科技术进行了阴茎离断再植手术[40,42]。现在标准的再植手术包括两个阴茎背动脉、背深静脉及背神经束的显微外科修复。术后患者的勃起功能、性生活敏感度及阴茎组织活力均有好的效果[41,43]。

技术

首先也是最重要的是离断阴茎必须完整且患者病情稳定。清洗离断的阴茎断端，然后使用"袋中袋"技术保存[37-38,41,61]。使用生理盐水浸泡过的纱布包缠离断的阴茎，如果可能其放置于无菌的塑料袋中。然后塑料袋放置于冰罐中。低温保存提高了离体器官的缺血耐受能力。离断阴茎不能直接接触冰面，以避免离断阴茎皮肤损伤[41]。在手术室中，离断的阴茎使用用抗生素溶液冲洗[38]（图 13.15）。

显微再植在光学显微镜辅助下进行。评估阴茎及尿道海绵体和背神经血管束，

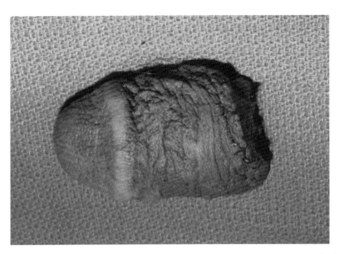

图13.15　一名31岁的男性使用菜刀自行切断阴茎。伤后3h进行阴茎再植手术（照片由美国加州大学旧金山总医院泌尿外科Jack W. McAninch教授提供）

必要时进行清创（图 13.16）。首先进行尿道海绵体的吻合，以保证吻合其他结构时术野稳定 [37]。吻合分为两层，使用 6-0 聚对二氧环己酮缝线或 6-0 薇乔线间断吻合尿道黏膜，使用 5-0 聚对二氧环己酮缝线间断吻合海绵体。间断使用 4-0 或 5-0 的聚对二氧环己酮缝线缝合阴茎海绵体白膜（图 13.17）。尿道海绵体动脉和自主海绵体神经分支不重新连接，因为这并没有显著的效果。

接着吻合背神经血管束 [37, 41, 61]。首先使用 11-0 尼龙或聚丙烯缝线间断吻合双侧阴茎背动脉，然后使用 10-0 尼龙或聚丙烯缝线间断吻合背深静脉。修复背侧神经血管后，应用 10-0 尼龙线间断缝合阴茎背神经束，对齐两端外膜以促进神经束再生。阴茎背神经是 Alcock 管的第一支阴部神经分支 [4, 7]，其传导阴茎头部和阴茎皮肤的感觉。

用 5-0 薇乔线间断缝合肉膜。用 6-0 薇乔缝线间断缝合关闭皮肤（图 13.18）。耻骨造瘘进行尿流改道。将一个小而软的硅胶导尿管放置于尿道作为尿道支架。阴茎抬高并固定于腹部以促进淋巴引流。术后间断使用多普勒超声进行再植阴茎的血流监测。认真记录皮肤坏死及其他并发症迹象（图 13.19）。术后 3 周拔除导尿管并进行膀胱及尿路造影 [37, 41, 61]。如果没有外渗，可以插入耻骨上导尿管并允许患者自行排尿（图 13.20）。

特殊情况

如果阴茎皮肤出现坏死，它可能被埋于阴囊，使用阴囊皮瓣或皮肤移植 [64]。

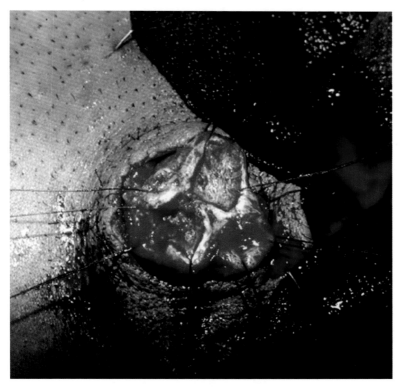

图13.16　图13.15的近端阴茎残端。解剖、分离阴茎海绵体（含阴茎白膜）等，并进行缝合（照片由美国加州大学旧金山总医院泌尿外科Jack W. McAninch教授提供）

如果离断远端阴茎缺失或不适合再植，应关闭缝合阴茎海绵体，修剪尿道开口等[4,37]。近端阴茎体可以包埋于周围皮肤中，或用分层原皮重建阴茎。

　　会阴部污染可能会妨碍即刻再植手术。有报道称临时再植至患者前臂，二期行阴茎再植吻合术[44]。此时可能先行会阴尿道造口。

并发症

　　显微血管再植手术有效降低了皮肤坏死，尿道狭窄，阴茎感觉减退，勃起功能障碍的发病率[37-40, 42-43, 61-63]。

　　数个文献报道显示阴茎再植术后几个月，患者能部分或完全恢复性功能[37, 41]。勃起功能障碍药物可能对这些阴茎再植术后的患者有效。

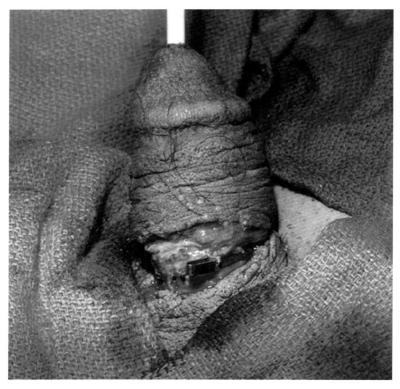

图13.17　上述患者进行尿道吻合，白膜吻合。准备两个显微夹中的血管进行背动脉，静脉和神经显微外科吻合（照片由美国加州大学旧金山总医院泌尿外科Jack W. McAninch教授提供）

结论

　　显微阴茎再植手术有效维护了患者的阴茎功能及外观。如果显微外科手术不具备条件，应将患者转运到专科医院；如果不能进行显微手术操作，也应尽量行阴茎海绵体及尿道吻合。

　　虽然显微阴茎再植疗效显著，但重建后也可能失活，或离断阴茎可能已被丢弃、损坏、或不适合再植。在这些情况下，阴茎再造则是更有效治疗手段（见"阴茎再造"一节）。

阴茎再造

　　阴茎再造为泌尿生殖系统重建手术开辟了一个新时代。显微血管技术发挥至关

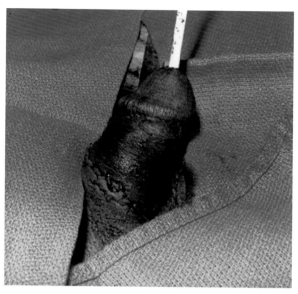

图13.18　上述患者微神经血管吻合完毕。已缝合关闭肉膜和皮肤（照片由美国加州大学旧金山总医院泌尿外科Jack W. McAninch教授提供）

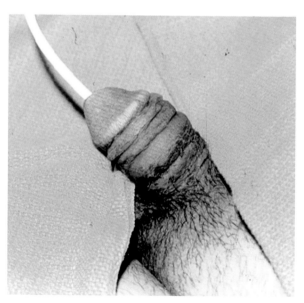

图13.19　上述患者术后1周，导尿管在位。目前皮肤完整，无坏死迹象（照片由美国加州大学旧金山总医院泌尿外科Jack W. McAninch教授提供）

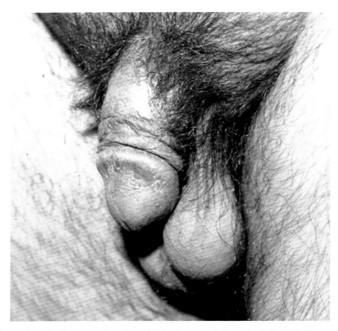

图13.20　上述患者再植术后6个月后。导尿管留置三周以上。患者有部分勃起功能而未出现狭窄或尿瘘等。这一案例证明了阴茎再植后，外观和功能恢复程度最高，预后最令人满意（照片由美国加州大学旧金山总医院泌尿外科Jack W. McAninch教授提供）

重要的作用，可为变性手术者或意外的阴茎损伤患者提供福音。

自体组织可用作再造手术的移植皮瓣 [4, 45-49]。移植组织由供区游离并移植至移植部位，移植组织因新生血管的血液供应而得以存活。

皮瓣组织游离后，保护皮瓣血管并移植至受区，如下所述，移植皮瓣为阴茎再造的重点。

皮瓣组织因供血血管或技术不同而分为多种类别 [4, 45-49]。以供血血管分类，皮瓣组织可以分为随意型皮瓣和轴型皮瓣。随意型皮瓣没有特定的表皮血管区域，其取决于其皮肤层或神经丛。轴型皮瓣有恒定的血管供应。

轴型皮瓣类型分为：①直接皮支，②肌皮支，③筋膜支。

直接皮支轴型皮瓣血管是基于浅表血管至体壁筋膜浅层。肌皮轴型皮瓣是供血肌肉的皮肤穿支皮瓣。筋膜皮瓣由特定血管血液供应深浅筋膜。后两者必须附带相应皮肤才能够移植成功。

随着外科技术的提高，皮瓣可分为：①半岛型皮瓣，②岛型皮瓣，③微血管游离皮瓣。半岛皮瓣有连续的血管且皮肤。岛状皮瓣血管的连续性保持不变，但需要游离相应血管。微血管游离皮瓣的血管和皮肤均应分离，在移植点重新建立血管连续性。游离皮瓣的感觉神经可以通过显微外科技术吻合到移植部位，从而形成有感觉神经的游离皮瓣[47]。性相关感觉神经重建是可以实现的，这些皮瓣是阴茎再造的基础。

阴茎再造程序的目标应该包括以下内容[50]：①应一期手术完成，②再造阴茎要有皮肤感觉及性感觉，③应该体积足够容纳假体植入，④再造阴茎能够使患者站立排尿，⑤外观上可被接受。

最初开始应用阴茎再造的技术治疗战争中阴茎创伤的患者[4]。最初需要分期手术，做成腹部皮管。选取皮肤做成皮管，二期手术新的血管可形成生长，形成"管中管"，内管容纳一个人工假体或软骨等，外管提供皮肤覆盖。患者需进行尿道造口。在随后的几十年里技术不断革新，最终重建有感觉的阴茎，且可进行排尿和性交。随后，利用各种皮瓣出现，最后出现了微血管神经皮瓣。游离神经血管皮瓣包括大隐静脉皮瓣，阔筋膜张肌皮瓣，三角肌皮瓣，上臂内侧皮瓣[49]。然而，许多皮瓣的血管和神经供应较为复杂。足背皮瓣的足背动脉有三个主要分支，并要求自跗骨完整地分离动脉[49]。但是，这些皮瓣在很多情况下，血管和神经的分布情况并不明确。上臂外侧皮瓣神经血管的解剖较为明确[49]，但往往只有一根伴行静脉，其可能会导致栓塞并出现皮瓣坏死。

目前，应用前臂游离皮瓣进行阴茎重建[4, 49-51]最为普遍。其为轴向皮瓣，涉及桡动脉或尺动脉、多个前臂静脉和前臂后皮神经。前臂桡动脉皮瓣由张涤生和黄文义于1984年推广[4, 53]，然后1988年由Biemer改进[4]。1990年Farrow和Boyd描述了"板球球拍"式前臂皮瓣手术[54]。

前臂皮瓣阴茎再造 [4, 49-51]

通常选择非优势前臂的前臂皮瓣进行手术。术前进行Allen试验评估动脉状况。患者握拳触摸并挤压桡动脉和尺动脉搏动后，松开手指，手指出现苍白。松压其中一支动脉，手指立即恢复粉红色，表明手掌血液循环是正常的，桡动脉和尺动脉正常。如果手指仍然呈苍白色，可能血液循环受损。此时可进行上肢血管造影，基于Allen试验异常或根据患者的病史，应评估桡动脉和尺动脉和掌弓的完整性。

前臂皮瓣是一种带桡动脉或尺动脉血管蒂的皮瓣，两动脉均起源于肱动脉，供应前臂筋膜、皮肤、底层的脂肪组织和前臂筋膜的浅层组织等（图13.21）。游离的前臂皮瓣，包括头静脉、贵要静脉、前臂内侧静脉。皮瓣转移时需确定主要的回流静脉。前臂内侧和外侧皮神经位于前臂筋膜的下方。

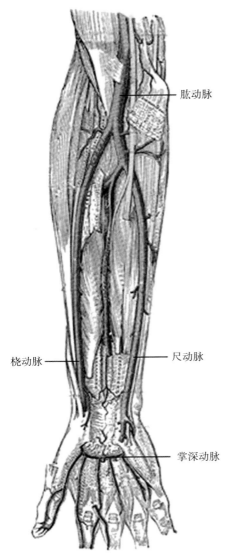

肱动脉

桡动脉

尺动脉

掌深动脉

图13.21　肱动脉分出桡动脉和尺动脉并在掌弓吻合
（Gray`s Anatomy，1918）。Allen试验用来评估桡
动脉和尺动脉是否通畅以及掌弓的通畅性。

前臂皮瓣的修整

根据不同的皮岛和皮肤形成尿道的相对位置，前臂皮瓣的修整方案各不相同。
张涤生和黄文义的前臂皮瓣 [4, 53] 由两个独立的皮岛组成。尺侧皮岛形成尿道。
桡侧皮岛覆盖尺侧皮岛并形成阴茎体，两皮岛之间应去表皮。桡侧皮岛包绕尿管，
形成管中管结构，有时会出现由缺血导致的尿道狭窄。

板球拍式前臂皮瓣[4, 54]的尿道皮岛集中于桡动脉或尺动脉并向远侧延伸。近侧较宽的皮岛部分覆盖皮瓣轴。尿道部呈管状并卷入皮瓣柄部。尿道旁去表皮的区域形成阴茎头部。尿道部分直接放置于桡动脉或尺动脉血管区域可减少缺血性尿道狭窄或尿道坏死的发生率。

Biemer 型前臂皮瓣再造的尿道围绕桡动脉周围。皮瓣中包含有带血供的桡骨以增加再造阴茎的硬度。植入软骨或成骨并不都能成活，可以外部或内部植入假体来获得充分的阴茎硬度[4]。尿道为中线条带，其由两侧去上皮皮条游离而来。侧方皮条管状化以形成阴茎体，而中心皮条管状化以形成尿道。应用 Puckett 和 Montie 技术，远端较大的皮岛成喇叭形覆盖皮管再造成阴茎头部。Jordan 等改进了 Biemer 技术，去除桡骨并使用尺动脉，可提供最佳的阴茎功能和外观[56]（图 13.22 a~c ）。

神经吻合术

显微吻合皮瓣的皮神经和移植处神经。皮瓣皮神经与阴茎残端背神经吻合或与变性患者的阴蒂背神经吻合。如果阴茎背神经缺失，皮瓣处神经可以通过一段中间神经移植物与阴茎背神经吻合，亦可有性敏感性感觉，获得性敏感皮肤。Jordan 等报道皮瓣神经与髂腹股沟神经吻合，可获得较好的性神经敏感性[4]。

血管吻合

通常情况下，腹壁下血管与皮瓣血管吻合。正如在"阴茎微血管重建"一节所述，腹壁下血管沿背侧腹直肌上走行，为髂血管分支，有两个或更多并行动脉。动脉和静脉分别直接端端吻合。为增加静脉回流可进一步行大隐静脉吻合。如果这些静脉不适合，可以选择其他方案，但是长期疗效不详[4]。

尿道吻合术

如"微血管阴茎再植术"一节中讨论的，用可吸收线按标准手术步骤进行无渗漏的间断吻合。已经有多种皮瓣，股薄肌、双蒂阴茎根部皮瓣、带有鞘膜的内膜皮瓣，覆盖在尿道吻合区域以利吻合成功，如白膜与鞘膜蒂的肉膜等进行尿道吻合[4, 51]。取较多组织覆盖吻合区，可减少吻合口狭窄发生率。马氏皮瓣也可以用于女男变性手术。耻骨上膀胱切开术放置尿管进行尿液分流，14 号软硅胶导管放入尿道以支

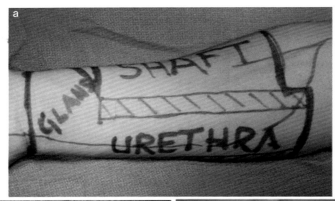

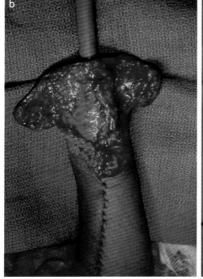
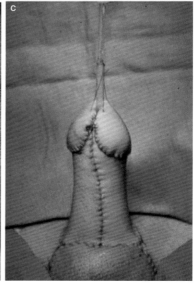

图13.22 （a）Jordan改进的Biemer皮瓣，不含桡骨的尺动脉皮瓣。尿道部分横跨在动脉血管上，以促进供血并减少潜在的缺血性狭窄及坏死。阴茎头部皮瓣是一个较大的远端岛管状皮瓣（照片由Sentara Norfolk医院泌尿生殖外科Gerald H. Jordan教授提供）。（b）阴茎头部皮瓣适当折返，形成阴茎头部形状的重建（照片由Sentara Norfolk医院泌尿生殖外科Gerald H. Jordan教授提供）。（c）新再造的阴中，导尿道在位

撑新尿道。

后前臂皮瓣

通常在术后3周进行膀胱造影检查。监测患者的生命体征等并评估排尿情况、

生殖器感觉、皮瓣成活率、供区的供区愈合程度等。由于神经再生，再造的阴茎逐渐有感觉。

术后 3~4 个月，尤为明显。新阴茎通过外部或内部植入假体可以进行性生活[4,50-52]。因为阴茎感觉 1 年后才逐渐形成，至少术后 1 年行阴茎假体植入术。GORE-TEX® 阴茎假体通过液压等相关装置辅助阴茎勃起[4,50-52]。然后固定新阴茎至坐骨结节和耻骨。

前臂皮瓣阴茎再造的并发症

前臂皮瓣供区瘢痕和畸形是常见的[4,49]。可以从腹股沟褶皱取皮肤覆盖于供区。可能出现的问题就是供区畏寒[4,49]。Jordan 等曾利用静脉重建桡动脉，但是后来该手术方案不再使用，因为再造后该侧依旧不耐寒冷。

前臂皮肤可能新生毛发[4]。如果毛发生长在尿道中，皮瓣并发症包括尿道结石、狭窄、排尿异常等。术前应明确这个潜在的问题，或提前进行脱毛处理。

如前所述，再造的阴茎的并发症还包括尿道吻合口狭窄、瘘、缺血性坏死等[4,50-51]。进一步改进微神经血管技术可以降低这些术后并发症的发生率。

阴茎再造的展望

微创技术在泌尿外科正在呈几何级数增长。腹腔镜或机器人辅助下取深腹壁下血管进行阴茎血运重建吻合已经实现，这些技术将会十分有利于促进预后，更有利于阴茎重建后的康复[32-34]。

阴茎移植曾处于假设状态，但中国在 2006 年进行了第一例阴茎移植术[55]。一名 44 岁的男性患者由于车祸导致阴茎截断。捐赠阴茎者是一个 22 岁的脑死亡的男性患者。据了解，患者术后 10 天成功排尿，且没有明显的排斥迹象。不幸的是，由于患者及妻子考虑伦理学及心理承受等问题，移植阴茎被切除。这个案例显示了多学科合作团队的重要性，包括熟练的显微泌尿专家、移植免疫学家和心理专家的跨学科团队。

最近，组织工程研究培育出兔新生阴茎，第一次以组织工程学方式产生个体器官[57]。提取兔勃起组织的平滑肌细胞和内皮细胞，并在实验室中培养。细胞注入一个阴茎海绵体三维支架，不断生长发育成阴茎。植入兔子后，生物工程学显示其与兔阴茎有类似的结构和功能参数。术后一个月一氧化氮诱导平滑肌松弛趋于正常水平。兔子表现出正常的性功能并能繁育后代。这项技术在未来可能应用于临床患者的阴茎再造。

结论

微神经血管技术进行新阴茎再造是切实可行的。该创新技术能够成功治愈患者并减少相应的发病率。这种新的技术、微创技术可以优化此类患者的术后护理工作。免疫学和再生医学将使治疗更加简易便捷，即使是最复杂的阴茎再造患者。

阴茎显微再造、再植和重建综述

本章阐述了阴茎血运重建、断裂阴茎再植和阴茎重建的领域内显微外科技术的应用。生殖病理学的研究也大大促进了显微外科的专业知识的发展。显微技术、微创技术、再生医学和新的发展，将进一步扩大泌尿科医生治疗生殖器的疾病谱。

致谢

感谢以下作者做出的贡献：Irwin Goldstein 博士，Ricardo Munarriz 博士，Gerald Jordan 博士和 Jack McAninch 博士。他们的重要意见为本章节的编写有不可或缺的作用。

（吴意光　周峰　译）

参考文献

1. Devine CJ, Angermeier KW. Anatomy of the penis and male perineum. Part I. AUA Update Series. 1994;13:10–23. Lesson 2.
2. Goldstein AM, Padma-Nathan H. The microarchitecture of the intracavernosal smooth muscle and the cavernosal fibrous skeleton. J Urol. 1990;244:1144–6.
3. Jordan GH. General concepts concerning the use of genital skin islands for anterior urethral stricture. AUA Update Series. 2000;19:66–71. Lesson 9.
4. Jordan GH, Schlossberg SM. Surgery of the penis and urethra. In: Wein AJ, editor. Campbell-Walsh urology. 9th ed. Philadelphia, PA: Saunders Elsevier; 2007. p. 1023–97.
5. Jordan GH. Lower genitourinary tract trauma and male external genital trauma (anatomy, non-penetrating injuries). Part I. AUA Update Series. 2000;19:74–9. Lesson 10.
6. Angermeier KW, Devine CJ. Anatomy of the penis and male perineum. Part II. AUA Update Series. 1994;13. Lesson 3.
7. Brooks JD. Anatomy of the lower urinary tract and male genitalia. In: Wein AJ, editor. Campbell-Walsh urology. 9th ed. Philadelphia, PA: Saunders Elsevier; 2007. p. 38–77.

8. Landwehr P. Penile vessels—erectile dysfunction. In: Wolf K, Fobbe F, editors. Color duplex sonography: principles and clinical applications. New York, NY: Thieme Medical Publishers; 1995. p. 204–16.

9. Goldstein I, Krane RJ, Greenfield AJ, Padma-Nathan H. Vascular diseases of the penis: impotence and priapism. In: Pollack HM, editor. Clinical urography. Philadelphia, PA: WB Saunders; 1990. p. 2231–52.

10. Feldman AS, McDougal WS. Inguinal node dissection for penile carcinoma. AUA Update Series. 2008;27:58–63. Lesson 7.

11. Strasser H, Stenzl A, Hobisch A, Bartsch G, Poisel S. Anatomy and innervation of the male urethra, the rhabdosphincter, and the corpora cavernosa. Part II. AUA Update Series. 2001;20:122–7. Lesson 16.

12. Myers RP. Radical prostatectomy: pertinent surgical anatomy. Atlas Urol Clin North Am. 1994;2:1–18.

13. Goldstein I, Bastuba M, Lurie A, Lubisich J. Penile revascularization. J Sex Med. 2008;5:2018–21.

14. Munarriz R. Microvascular arterial bypass surgery: indications, outcomes, and complications. ScientificWorldJournal. 2010;10:1–9.

15. Munarriz R, Uberoi J, Fantini G, Martinez D, Lee C. Microvascular arterial bypass surgery: long-term outcomes using validated instruments. J Urol. 2009;182:643–8.

16. Montague DK, Jarow JP, Broderick GA, et al. The management of erectile dysfunction: an update. Baltimore, MD: American Urological Association Education and Research; 2005. http://www.auanet.org/content/guidelines-and-quality-care/clinical-guidelines/main-reports/edmgmt/content.pdf. Accessed 23 June 2011.

17. Munarriz R, Mulhall J, Goldstein I. Penile arterial reconstruction. In: Graham Jr SD, Glenn JF, Keane TE, editors. Glenn's urologic surgery. 6th ed. Philadelphia, PA: Lippincott Williams & Wilkins; 2004. p. 573–81.

18. Lewis RW, Munarriz R. Vascular surgery for erectile dysfunction. In: Wein AJ, editor. Campbell-Walsh urology. 9th ed. Philadelphia, PA: Saunders Elsevier; 2007. p. 802–17.

19. Sharaby JS, Benet AE, Melman A. Penile revascularization. Urol Clin North Am. 1995;22(4):821–32.

20. Michal V, Kramar R, Hejhal L. Revascularization procedures of the cavernous bodies. In: Zorgniotti AW, Rossi G, editors. Vasculogenic Impotence: Proceedings of the First International Conference on Corpus Cavernosum Revascularization. Springfield, Illinois: Charles C. Thomas; 1980. pp. 239–55.

21. Virag R, Zwang G, Dermange H, Legman M. Vasculogenic impotence: a review of 92 cases with 54 surgical operations. Vasc Surg. 1981;15:9–16.

22. Furlow WL, Fisher J. Deep dorsal vein arterialization: clinical experience with a new technique for penile revascularization. J Urol. 1988;139:298A. Abstract 543.

23. Licht MR, Lewis RW. Penile venous surgery. In: Graham Jr SD, Glenn JF, Keane TE, editors. Glenn's urologic surgery. 6th ed. Philadelphia, PA: Lippincott Williams & Wilkins; 2004. p. 566–72.

24. Wespes E, Moreira de Goes P, Sattar AA, Schulman C. Objective criteria in the long-term evaluation of penile venous surgery. J Urol. 1994;152:888–90.

25. Ricardo M. Munarriz, MD. Director, Center for Sexual Medicine, Associate Professor of Urology, Boston University School of Medicine. Personal Communication, 7 June 2011.

26. Donatucci LF, Lue TF. Venous surgery: are we kidding ourselves? In: Lue TF, editor. World book of impotence. London: Smith-Gerthdon; 1992. p. 221–7.

27. Lue TF, Broderick GA. Evaluation and nonsurgical management of erectile dysfunction and premature ejaculation. In: Wein AJ, editor. Campbell-Walsh urology. 9th ed. Philadelphia, PA: Saunders Elsevier; 2007. p. 750–87.

28. Goldstein I, Lurie AL, Lubisich JP. Bicycle riding, perineal trauma, and erectile dysfunction: data and solutions. Curr Urol Rep. 2007;8:491–7.

29. Huang V, Munarriz R, Goldstein I. Bicycle riding and erectile dysfunction: an increase in interest (and concern). J Sex Med. 2005;2:596–604.

30. Munarriz R, Huang V, Uberoi J, et al. Only the nose knows: penile hemodynamic study of the perineum–saddle interface in men with erectile dysfunction utilizing bicycle saddles and seats with and without nose extensions. J Sex Med. 2005;2:612–9.

31. Wilkins CJ, Sidhu PS. Diseases of the penis with functional evaluation. In: Baxter GM, Sidhu PS, editors. Ultrasound of the urogenital system. New York, NY: Georg Thieme Verlag; 2006. p. 181–92.

32. Raynor MC, Davis R, Hellstrom WJ. Robotic-assisted vessel harvesting for penile revascularization. J Sex Med. 2010;7:293–7.

33. Lund GO, Winfield HN, Donovan JF. Laparoscopically assisted penile revascularization for vasculogenic impotence. J Urol. 1995;153:1923–6.

34. Trombetta C, Liguori G, Siracusano S, Savoca G, Belgrano E. Laparoscopically assisted penile revascularization for vasculogenic impotence: 2 additional cases. J Urol. 1997;158:1783–6.

35. Hatzichristou D, Goldstein I. Penile microvascular arterial bypass surgery. Urol Clin North Am. 1993;1:39–60.

36. Hatzichristou D, Goldstein I. Arterial bypass surgery for impotence. Curr Opin Urol. 1992;1:114–7.

37. Rosenstein DI, Jordan GH. Penile replantation. In: Graham Jr SD, Glenn JF, Keane TE, editors. Glenn's urologic surgery. 6th ed. Philadelphia, PA: Lippincott Williams & Wilkins; 2004. p. 588–91.

38. Kirkemo A. Complications of penile surgery. In: Smith RB, Ehrlich RM, editors. Complications of urologic surgery: prevention and management. 2nd ed. Philadelphia, PA: WB Saunders; 1990. p. 534–48.

39. Chou EK, Tai YT, Wu CI, Lin MS, Chen HH, Chang SC. Penile replantation, complication management, and technique refinement. Microsurgery. 2008;28:153–6.

40. Cohen BE, May Jr JW, Daly JF, Young HH. Successful clinical replantation of an amputated penis by microneurovascular repair. Plast Reconstr Surg. 1977;59:276–80.

41. Jack W. McAninch, MD. Professor and Vice-Chair Urology, University of California, San Francisco. Chief of Urology, San Francisco General Hospital. Personal Communication, 10 June 2011.

42. Tamai S, Nakamura Y, Motomiya Y. Microsurgical replantation of a completely amputated penis and scrotum. Plast Reconstr Surg. 1977;60:287–91.

43. Carroll PR, Lue TF, Schmidt RA, Trentgrove-Jones G, McAninch JW. Penile replantation: current concepts. J Urol. 1985;133:281–5.

44. Matloub HS, Yousif NJ, Sanger JR. Temporary ectopic implantation of an amputated penis. Plast Reconstr Surg. 1994;93:408–12.

45. Jordan GH. Principles of tissue transfer techniques in urethral reconstruction. Urol Clin North Am. 2002;29:267–75.

46. Jordan GH, Schlossberg SM, McCraw JB. Tissue transfer techniques for genitourinary reconstructive surgery. Part I—principles, definitions, basic techniques and graft techniques. AUA Update Series. 1988;7:65–72.

47. Jordan GH, McCraw JB. Tissue transfer techniques for genitourinary reconstructive surgery. Part II—basic flap definitions and techniques/graft techniques. AUA Update Series. 1988;7:73–80.

48. Jordan GH, McCraw JB. Tissue transfer techniques for genitourinary reconstructive surgery. Part III—local and genital skin flap techniques. AUA Update Series. 1988;7:81–88.

49. Jordan GH, McCraw JB. Tissue transfer techniques for genitourinary reconstructive surgery. Part IV—local myocutaneous flaps and free microvascular transfer flaps. AUA Update Series. 1988;7:89–96.

50. Spindel MR, Gilbert DA, Gilbert D, Winslow BH. Transsexualism. AUA Update Series. 1988;7:1–8.

51. Jordan GH, McCammon KA, Gilbert DA, Schlossberg SM. Transsexualism for the general urologist. AUA Update Series. 1988;7:49–56.

52. Jordan GH, Alter GJ, Gilbert DA, Horton CE, Devine Jr CJ. Penile prosthesis implantation in total phalloplasty. J Urol. 1994;152:410–4.

53. Chang TS, Hwang WY. Forearm flap in one-stage reconstruction of the penis. Plast Reconstr Surg. 1984;74:251–8.
54. Semple JL, Boyd JB, Farrow GA, Robinette MA. The "cricket bat" flap: a one-stage free forearm flap phalloplasty. Plast Reconstr Surg. 1991;88:514–9.
55. Hu W, Lu J, Zhang L, et al. A preliminary report of penile transplantation. Eur Urol. 2006;50:851–3.
56. Gerald H. Jordan, MD, FACS, FAAP (Hon.). Professor and Fellowship Director, Adult and Pediatric Genitourinary Reconstructive Surgery Program, Eastern Virginia Medical School, Norfolk, Virginia; Director of the Devine Center for Genitourinary Reconstructive Surgery at Sentara Norfolk General Hospital. Personal Communication, 14 July 2011.
57. Chen KL, Eberli D, Yoo JJ, Atala A. Bioengineered corporal tissue for structural and functional restoration of the penis. Proc Natl Acad Sci U S A. 2010;107:3346–50.
58. Silber SJ. Microsurgery in clinical urology. Urology. 1975;6:150–3.
59. Crespo E, Soltanik E, Bove D, Farrell E. Treatment of vasculogenic impotence by revascularizing cavernous and/or dorsal arteries using microvascular techniques. Urology. 1982;20:271–5.
60. Goldlust RW, Daniel RK, Trachtenberg J. Microsurgical treatment of vascular impotence. J Urol. 1982;128:821–2.
61. Jordan GH, Gilbert DA. Management of amputation injuries of the male genitalia. Urol Clin North Am. 1989;16:359–67.
62. Greilsheimer H, Groves JE. Male genital self-mutilation. Arch Gen Psychiatry. 1979;36:441–6.
63. Mosahebi A, Butterworth M, Knight R, Berger L, Kaisary A, Butler P. Delayed penile replantation after prolonged warm ischemia. Microsurgery. 2001;21:52–4.
64. McRoberts JW, Chapman WH, Ansell JS. Primary anastomosis of the traumatically amputated penis: case report and summary of the literature. J Urol. 1968;100:751–4.